这样开口不尴尬

——随时随地的性教育

0~6 岁篇

他塔拉 著

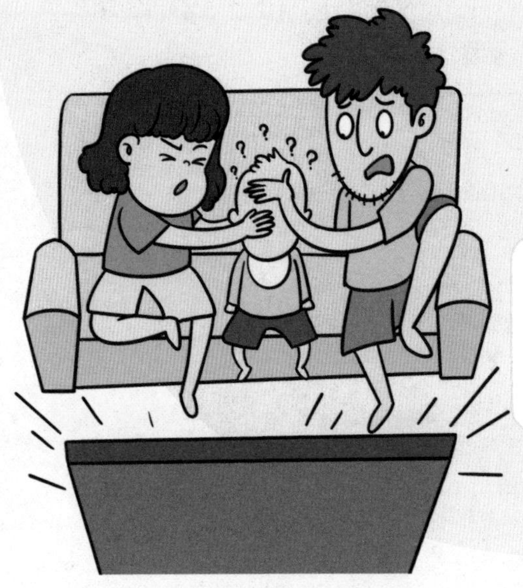

谨以此书献给

开不了口的家长们

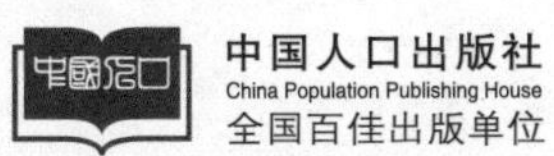

中国人口出版社
China Population Publishing House
全国百佳出版单位

图书在版编目（CIP）数据

这样开口不尴尬．随时随地的性教育：0–6 岁篇 / 他塔拉著．-- 北京：中国人口出版社，2022.1

ISBN 978-7-5101-8120-7

Ⅰ．①这…　Ⅱ．①他…　Ⅲ．①性教育—儿童读物 Ⅳ．① R167-49

中国版本图书馆 CIP 数据核字（2021）第 235580 号

这样开口不尴尬．随时随地的性教育：0–6 岁篇

ZHEYANG KAIKOU BU GANGA.SUISHISUIDI DE XINGJIAOYU:0–6 SUI PIAN

他塔拉　著

责任编辑　江　舒
策划编辑　江　舒
装帧设计　北京华兴嘉誉文化传媒有限公司　东合社—安平
插画绘制　李春霏
责任印制　林　鑫　王艳如
出版发行　中国人口出版社
印　　刷　小森印刷（北京）有限公司
开　　本　880毫米 × 1230毫米　1/32
印　　张　6.25
字　　数　115 千字
版　　次　2022 年 1 月第 1 版
印　　次　2022 年 1 月第 1 次印刷
书　　号　ISBN 978-7-5101-8120-7
定　　价　49.80 元

网　　址　www.rkcbs.com.cn
电子信箱　rkcbs@126.com
总编室电话　（010）83519392
发行部电话　（010）83510481
传　　真　（010）83538190
地　　址　北京市西城区广安门南街 80 号中加大厦
邮政编码　100054

序言

亲爱的读者们好呀，我是本书作者他塔拉。我在这里打字，你在那里读我的书，我觉得我们很近。

你可能听说过我。我是一位性教育学术工作者，一位性教育视频博主。但同时，我也和你们中的大多数一样，是个小时候没怎么接受到过性教育的普通中国小孩。

我出生在一个非常传统的老北京家庭。在我的成长记忆里，我的父母从来没有跟我聊起过性和爱情。父母对我的性教育和情感教育是规训型的。他们只告诉我能做什么、不能做什么，比如：你只能和女生出去玩、你要把腿并起来坐；你不能在上学的时候谈恋爱、你不要穿着吊带背心乘地铁。哦对，他们还用实际行动来“教育”我。比如在看到电视里的接吻镜头时，我爸会假装不小心碰到了遥控器，然后换一个台。他们认为这样对我来说是一种保护——只要我看不到，我就永远活在一个无性、无感情、无伤害的“真空环境”里。

实际上，这样的“真空”让我困惑。我们从出生起就伴随着性，我们出生后的每一天都在被与性相关的信息和关系包围：每个孩子都是爸爸妈妈性生活后的产物；我们从妈妈的产道而来；我们的生殖器官和鼻子眼睛一起发育；我们上厕所的时候

要按照性别做出选择；我们的青春期会出现第二性征；我们在学校里第一次对同学春心萌动……我的人生体验从未从性中剥离出来过，但在家庭里，这件事却如此不可言说。父母对性教育的回避没有让我的人生更顺利，反而切断了我们之间的交流，并把我推向了更危险的对性的探索——本来跟爸妈聊聊就能知道的事，我不得不去询问和我同样无知的同学，不得不亲自体验，不得不从良莠不齐的网页中获取信息。

学习和从事性教育工作对我来说是一种救赎。起初，每当我看到性教育图书和文献，我总是埋怨我的父母："如果他们跟我说过这些，我的生活会幸福很多""当时在那个场合，他们本应这样回答我""性教育明明是件简单的事，为什么这都做不到"……但当我开始参与编写性教育教材的时候，当我们绞尽脑汁思考如何让孩子的童年更完整、更快乐的时候，我也跟我自己的童年和解了。

开始做性教育工作之后，我和我爸妈聊过一次。出于好奇，我问他们：

"为什么小时候不给我做性教育？"

我妈倒也坦诚。她说："我们不知道怎么做，不知道说什么。更何况，我们也没受到过性教育。"

之后我就彻底放下了。我没能接受性教育，是我的上一代没有受到性教育的结果，那我只能向前看——我要做的是让以后的小朋友不要再经历我们所经历的苦痛和纠结。性教育这件事本应充满光明。

这是我写这本书，也是创办塔池 *Touch Space* 性教育空间的最初动机。我希望能从一个曾经受过困扰的孩子，以及一个现任性教育工作者的视角，帮助爸爸妈妈们了解孩子的诉求，放下对谈性的焦虑，安心地开展科学性教育。

本书是一本写给家长们的性教育指南。书中有 50 个 0 ~ 6 岁孩子生活中常见的场景，并指出了父母或家人可以怎么自然地在这些场景中“植入”性教育知识。每个场景包含“小场景大意义”“场景课堂”“错误认知”“场景要点”四个板块，分别解释了为什么这个场景适合性教育、在场景中该怎么说怎么做、怎样的表述不利于性教育的开展，以及在相似场景中有什么需要注意的地方。接下来我会附上一份使用说明，希望可以帮助大家更好地了解和使用这本书。

欢迎各位爸爸妈妈和我一起探索性教育的未来。

他塔拉

2021 年 12 月

导读

在开始阅读本书之前，为了让大家更好地理解性教育如何落地，理解生活中这些看似不起眼的小场景怎么就能成为性教育的契机，我特地为大家附上了这份使用说明，提前回答读者们在阅读中可能会产生的问题。希望读者们读完后，能更好地使用本书。

性教育都包括什么？为什么书里还有人格建立、死亡教育和安全教育？

“性”是个很宽泛的概念，人从出生到死亡都与性相伴。因此，性可以被理解为是人的一个核心维度。全面的性教育除了要覆盖生理知识层面的教育，还应该提供在性的认知、情感以及社会层面的信息（包括预防性犯罪等）。例如，如何建立相互尊重、平等的亲密关系与人际关系等。本书的内容框架参考了全面性教育权威文件，联合国《国际性教育技术指导纲要》中的八个核心概念，并将其与孩子的生活场景相融合。这八个核心概念和对应的场景示例分别是：

1. 关系。如场景 1。宝宝洗澡时：奠定亲密与信任的基石；

2. 价值观、权利、文化与性。如场景 12。看见有人当众大小便：公德与保护意识；

3. 理解社会性别。如场景 7。学步宝宝摔倒了：女孩男孩都要勇敢；

4. 暴力与安全保障。如场景 41。影视剧暴力镜头：换台不如一起认知；

5. 健康与福祉技能。如场景 23。任何人的触碰都可以拒绝：勇敢说“不”；

6. 人体与发育。如场景 16。去公共浴室：上一堂成长的大课；

7. 性与性行为。如场景 19。男孩玩弄小鸡鸡：不是你想的那样；

8. 性与生殖健康。如场景 22。往生殖器塞东西：一次都不能发生。

为了更好地解释性教育的内涵，以及家庭性教育中应达成的目标，我绘制了这样一张“性教育需求金字塔”图。

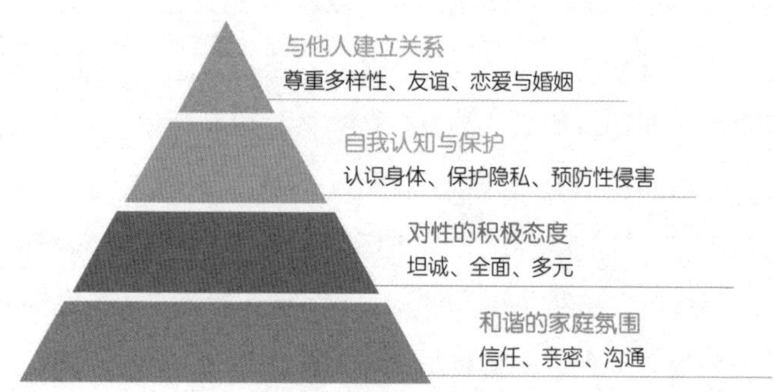

性教育需求金字塔

此图仅供本书理解之用，并非严谨的学术用图

我们为什么需要性教育？这难道不是长大之后就知道的事？

有的人害怕性教育，原因是觉得“孩子那么小就告诉他跟性有关的事情，他会过早尝试和好奇”。但我们不妨回想一下我们的童年：我们因为没有性教育就不好奇了吗？就停止探索我们的身体了吗？父母不让我们恋爱，我们就真的不会对身边的人动心了吗？我们之所以有一种“没受到过性教育也什么都明白”的错觉，是因为我们的性知识都是从别的地方来的，即便我们自己也知道，这些知识并不都是正确的。所有的信息都有信息来源。如果父母和老师不能提供科学、准确的性知识，那么当孩子好奇的时候，他就会转而向同龄人、互联网甚至色情制品求助，而这样的信息渠道往往是充满错误和危险的。正如我在序言里所说，父母对性抱有消极或者回避的态度，不仅不会让孩子“永远纯洁”，反而会阻断和孩子交流的道路。最靠谱也最安全的性教育方式是：父母掌握科学的性知识、抱有积极谈性的态度，坦诚地与孩子交流与性相关的话题。

性教育有必要从 0 岁开始吗？为什么一些场景看似与性教育无关？

关于性教育的年龄，我有三件事想说。

第一，性教育要适应孩子的年龄和认知水平。也就是说，

我们所做的性教育应该是孩子在这个阶段需要的，且能领会、听懂的。比如，通过抚触、积极回应和父母共同养育等来帮助婴儿建立对亲密关系的美好体验和对他人的信任；又比如，对于“孩子看见爸爸妈妈性行为该怎么解释”的问题，三岁的孩子和十岁的孩子所知道的信息、想了解的信息，以及父母需要说的信息都不一样，没有必要为了“科学、坦诚、详尽”就把所有信息一股脑都告诉孩子，因为这可能会让孩子感到疑惑。如果要问性教育的“度”在哪儿，我觉得要满足这两个条件：孩子能领会、听懂，能满足其好奇心。

第二，性教育应该是循序渐进的。我收到过一位妈妈的私信。这位妈妈非常坦诚，说自己的孩子到青春期了，打算开个家庭会议为孩子“恶补性教育”，想知道“男女身体差异、青春期变化、性行为和避孕、恋爱与婚姻”这几个话题会不会太早了。说实话，这几个话题的跨度非常大，实在难以论早晚。比如，“男女身体差异”应该是在幼儿园期间就开始了解的，而“恋爱与婚姻”是怎么回事儿可能连成年人都想不明白。很多人对性教育有个误解，就是觉得它是一堂课或者一场讲座就可以解决的。事实上，我们对身体和对性的体验一生都在发展。不同年龄对性知识、性技能的需求是不同的。最好的方式是从小开始，按照年龄和认知发展阶段一点一点地进行与性相关的交流和引导，这样孩子在遇到与性有关的抉择时就不会觉得突兀和无措。另外，与性有关的知识和技能是随着时间不断累积的，不是“到了某个年龄就一定要知道某件事”。如果孩子从未接受过性教育，那这本适于0 ~ 6岁孩子的书对更大的孩子也会有帮助。如果孩子比较早就对性感到好奇了，父母也比较全面地回答过了相关问题，那书中有些内容可能也“略显基础”。每个家庭的情况和孩子的发展速度都不一样，书中提到的年龄段仅供参考。

第三，在满足以上两点之后，性教育越早开始越好。我还想再来念叨一遍，“早做性教育”不代表在孩子小的时候就把所有与性相关的信息全部告诉他，而是从他小时候开始，逐步地在生活中为他讲解与性有关的知识，坦诚地与他沟通。儿时父母与孩子之间亲密关系的建立，会为今后的沟通和教育打下很好的基础，也会让孩子意识到“家是值得信任的、可获取帮助的港湾”。

性教育一定要用科学词汇吗?

这其实是我写这篇使用说明的主要动机。因为在我完成正文之后，编辑老师反复跟我确认“一定要这样吗？”“可以修改吗？”原因就是：我在描述生殖器官的时候，用了它们的学名，也就是阴茎、阴道、乳房等。在我从事性教育的几年时间中，所有的专家、老师几乎都在大力倡导使用科学名词，而不是小鸡鸡、小屁股等替代词。原因有二。

第一，学习并使用科学名词，是去除性羞耻化和污名化的第一步。回想我们认识身体的过程，是不是发现，小时候我们

并不知道鼻子眼睛和自己的生殖器官有什么区别，是大人告诉我们不要摸生殖器官的时候，我们才知道这个东西“不一样”。的确，对性的羞耻感是社会文化赋予的，而不是性与生俱来的，或是生殖器官自带的。如果在教孩子认识身体的时候，不去认识生殖器官，或是给生殖器官起个特殊的昵称，会让孩子觉得这个部位是不一样的、肮脏的。实际上，生殖器官和身体的其他器官一样珍贵且重要，在我们的身体中有着不可或缺的地位，没什么值得被污名的。反而是大人嬉笑的表情、回避的态度让孩子感到奇怪和好奇。

第二，掌握科学名词，孩子才能更精准地描述自己的生殖器官，尤其是在看医生或描述自己受到侵害的场景时。听过这样一例个案：在公园里一位年纪稍长的男孩持续拍打、揉捏旁边小女孩的阴户部位。在一位成人的提醒下，小女孩鼓起勇气去和妈妈描述：“妈妈，那个哥哥拍我的屁屁。”但妈妈以为只是小孩之间普通的追跑打闹，就没有在意，跟孩子说：“没事，那你就不要和他玩了。”在这个场景中，由于小女孩不知道阴户部位的具体名称和被触摸隐私部位的危害，因而无法准确地向妈妈描述自己受到侵犯的事实。倘若小女孩受到过科学的性教育，可以在受到侵害的时候及时制止对方的行为、可以向成年人表达和求助，那么小女孩可能会得到更多的心理和生理上的帮助，小男孩也可能会因为这次经历而认识到自己的错误，从而不再伤害别人。

我理解有些爸爸妈妈会害怕孩子到处拿着“阴茎”“阴道”这样的词在同学中说，所以不敢教孩子这些科学名词。这个时候我们可以做两件事。第一件是就事论事：阴茎、阴道、乳房等是我们的隐私部位，如果在公共场所讨论可能会让别人感到不舒服。我们既要保护自己的隐私，也要保护别人的隐私。第二件是向孩子解释：有些家庭对这些器官可能会有不同的叫法，这都很正常。在和爸爸妈妈、医生描述的时候要使用它们的科学叫法。

真正会让人感到羞耻和污名的恰好是被遮盖起来的东西。阳光之下的知识应是科学而坦然的。

对一些"咬文嚼字"之处的解释。

1. 本书正文中特意未使用"家长"一词，而是用"父母""爸爸妈妈"等来代替。

一方面，因为"家长"一词在某些时候会暗示"一家之长"的等级关系。在性教育领域，我们倡导家庭中父母和孩子的关系是平等和互相尊重的。另一方面，"家长"往往包含孩子的各种长辈，比如爸爸妈妈、爷爷奶奶，甚至舅舅舅妈。而家庭教育中对孩子影响最大的、最应尽到教育责任的是孩子的父母。我希望通过用词的改变，唤起爸爸妈妈对孩子的性教育责任感。然而我知道，在现实中，有许多爸爸妈妈对性教育的了解和重视仍有不足，因此需要家中的其他人承担起性教育工作。我完全理解且支持这样的尝试，希望这本书可以帮助所有人。

此外，我作为性别研究学生、性教育工作者，也深知"父母"和"爸爸妈妈"两词亦有局限性。这两个词在此处

既可以指“爸爸和妈妈”，也可以指“爸爸或妈妈”。明确这一点十分重要，因为家庭的组成有多种方式，单亲家庭也可以很好地开展全面性教育，我们应当尊重和支持多元家庭构成。

2. 为阅读方便，本书对所有性别孩子的代词均使用“他”。

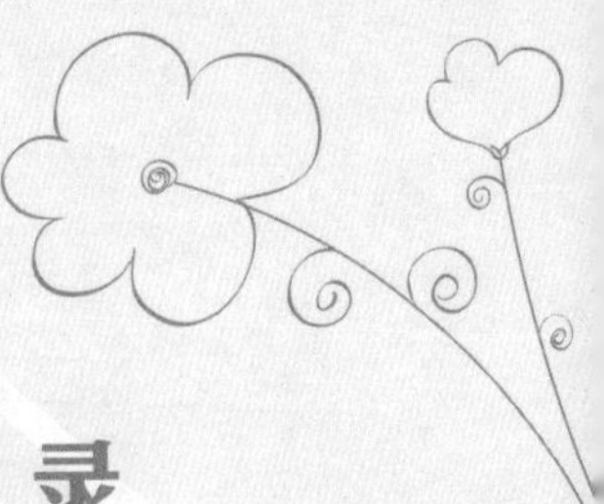

Contents 目录

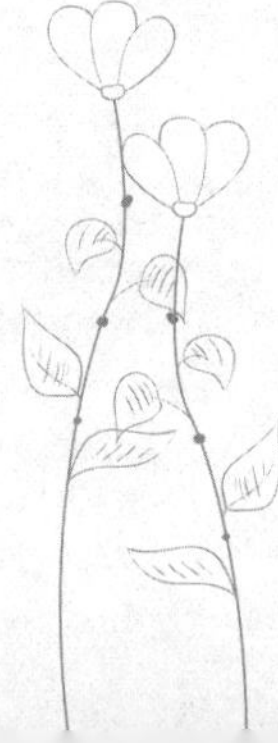

宝宝洗澡时：
奠定亲密与信任的基石

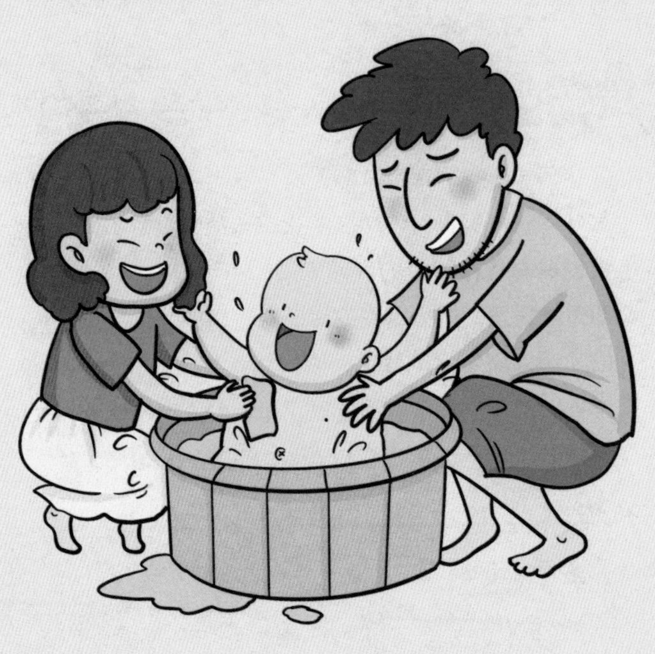

小场景大意义:

0～1岁宝宝的性教育，是通过肢体接触、眼神交流、表情互动……与宝宝建立亲密的、互信的关系，目的是将孩子带上“懂得什么是爱、怎样去爱、怎样被爱”的正确轨道，为孩子将来树立正确的世界观、人生观、价值观，形成良好而稳定的性格，建立科学的性观念，构建和谐而稳定的亲密关系，积累充分的感性认识和基础体验，也会使将来的真正意义上的性教育事半功倍。

场景课堂:

0～1岁的宝宝，每天洗澡、换衣服的时候就是非常好的教育契机，帮助宝宝认识爸爸妈妈的不同，体会爸爸妈妈各自的爱的表达方式。小手摸摸爸爸的胡子、爸爸的短发，摸摸妈妈的面庞、妈妈的长发；爸爸宽厚的大手握着宝宝的脚丫，妈妈温柔地帮宝宝涂抹浴液、搓揉头发……整个洗澡过程，爸爸妈妈可时常互换“业务分工”，让宝宝体会到爸爸妈妈的相同和不同之处。

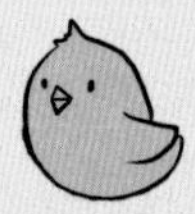

错误认知：

- 宝宝太小，什么都不懂；
- 怕宝宝着凉，一味地怕洗澡、避免洗澡；
- 爸爸妈妈一直缺席，宝宝洗澡永远由老人或保姆快速完成，抑或把给宝宝洗澡当任务，洗完了事，没有交流。

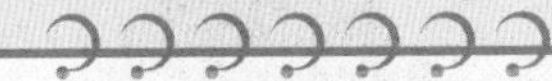

场景要点：

宝宝在听不懂语言，也不会说话的时候，通过爸爸妈妈的肢体、眼神、表情、声音来建立亲子间最基本的信任，对宝宝的健康成长来说是不可或缺的。成年之后拥有的健康而稳定的亲密关系，犹如一座大厦，而内心深处对亲人的信任和对肌肤之亲的接纳和享受，则是大厦的地基。

各位爸爸妈妈一定要抓住给宝宝洗澡这个场景和契机，筑牢孩子内心爱的地基。

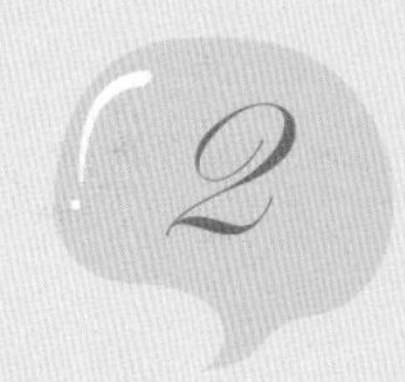

在爸爸怀里吃奶：同样的爱，不同的表达

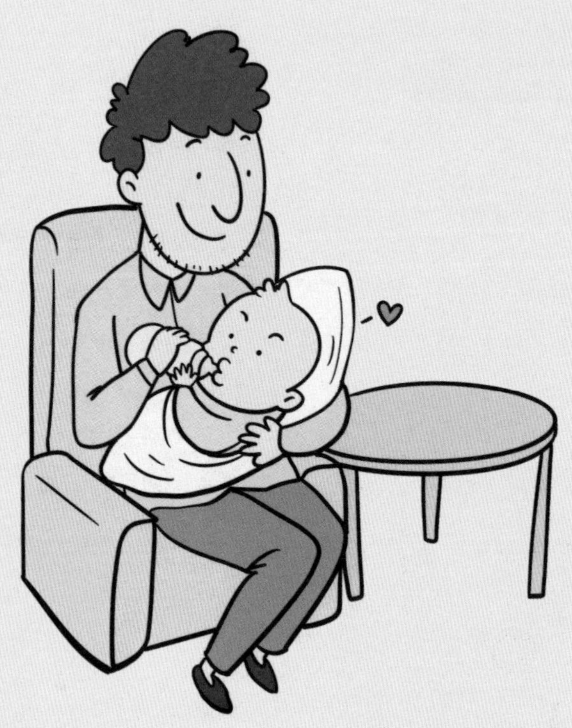

小场景大意义：

有人认为，哺乳是妈妈的任务，爸爸不用参与，但实际上，父亲的角色也有温存的一面，也可以担起哺乳的责任。不论是将用吸奶器吸出的母乳装入奶瓶加热，还是冲奶粉，父亲应该积极参与孩子养育的每一个环节，从孩子出生那天开始建立与孩子的亲密感。这对孩子直观地体会性别的差异，体会来自父母的不同方式的爱，有着重要而积极的意义。

场景课堂：

筋疲力尽的"夜奶"时刻，手忙脚乱的餐前、餐间，爸爸只要是在家，完全可以代替妈妈把哺乳的业务做起来！不论是冰箱里保存的母乳，还是配方奶粉，爸爸用奶瓶热好了、冲好了，抱着宝宝，温柔地喂到宝宝嘴里，对于密切父子、父女关系，增进夫妻感情，缓解家庭矛盾，都有着重大的意义。

爸爸把宝宝抱在怀里，可以取站姿、坐姿，或把宝宝放在上半身微微垫高的摇篮和小床中，让宝宝慢慢熟悉爸爸的气息、温度，坚实的胸膛和怀抱，边吃边聆听爸爸的声音，观察爸爸的面容和眼神。再加上爸爸的身高和妈妈不同，气息和妈妈不同，多种因素的共同作用下，宝宝会感受到与爸爸相处的美好。

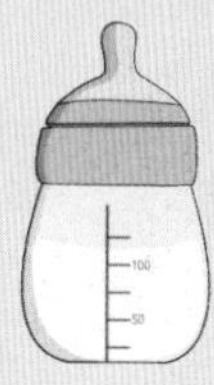

错误认知：

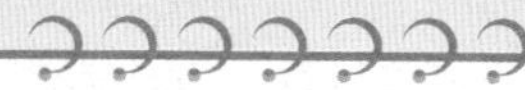

- 喂奶是妈妈的工作，跟爸爸无关；
- 爸爸拒绝学习喂奶知识和进行相关操作练习；
- 爸爸喂奶时与宝宝毫无互动。

场景要点：

不同于从子宫中便开始熟悉母亲，宝宝对父亲的接触、熟悉、接纳与感情建立，均需要有意识地尽早开展。对于女孩来说，这将是未来学习与异性相处，理解与异性关系的起点；对于男孩来说，这也将是未来其友情、亲情、父子感情的基础和底色。

爸爸们一定要积极学习科学的哺乳知识，确保自己能科学而安全地操作哺乳全过程。

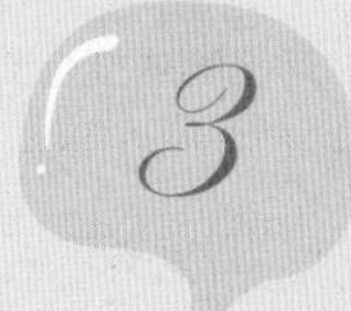

为宝宝做抚触：爱上亲密与温柔

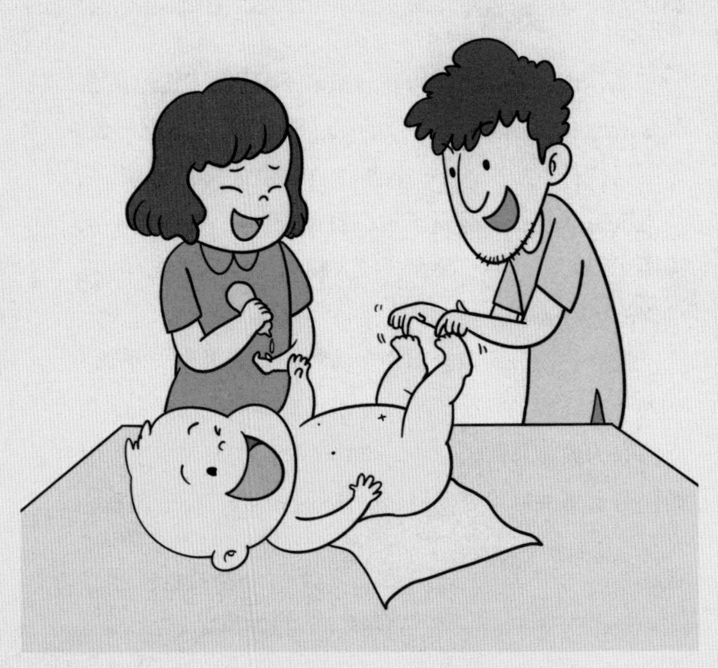

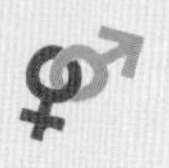

小场景大意义：

抚触，简单地说就是为宝宝做身体按摩与活动，通过有技巧地抚摸婴儿皮肤，将温和、良好的刺激通过皮肤传导到中枢神经系统，从而对婴儿的生长发育、性格养成与社会能力产生积极效应。经常为宝宝做抚触，可以在初级的感性认识上，帮助宝宝建立对亲密关系的积极体验与期待。

场景课堂：

宝宝洗完澡，不妨再来一次亲子间甜甜蜜蜜、舒舒服服的全身抚触。爸爸妈妈可以分工合作，协调一致，为宝宝打开小浴巾，涂上抚触油，一边做抚触一边温柔地为宝宝介绍正在接受抚触的身体部位：“捏捏小胳膊，揉揉小手心，捋捋小手指；揉大腿喽，揉小腿喽，捏捏小脚丫，捏捏脚指头……”

整个过程既可以全程由爸爸妈妈共同进行，也可以一人一次交替进行，但都应采用相似的手法和流程，贯穿相似的语言与情感交流。这样既能密切亲子关系，又能让宝宝具体地感受到自己身体的各部分，促进其身心发育。

错误认知：

- 在宝宝身上进行未经学习的、不科学的抚触操作；
- 抚触进行过程中，不跟宝宝做语言和眼神交流。

场景要点：

进行抚触的环境一定要适宜，不能太冷、太热、太嘈杂或开阔，最好在卧室等私密而安静的环境中进行。

抚触一定要采用科学的手法，不能想当然地自创一套，谨防错误的操作伤害宝宝。

在每一次的抚触过程中，大人一定要通过语言、接触、眼神和表情与宝宝互动，让宝宝体会到亲密接触带来的幸福、美好，建立对人的信任，同时帮助宝宝的大脑感受来自身体不同部分的触觉。这对促进婴儿大脑的发育、感受自己的身体、形成对亲密接触的积极体验，都有着重大而积极的意义。

回应哭泣的宝宝：爱的内核是安全感

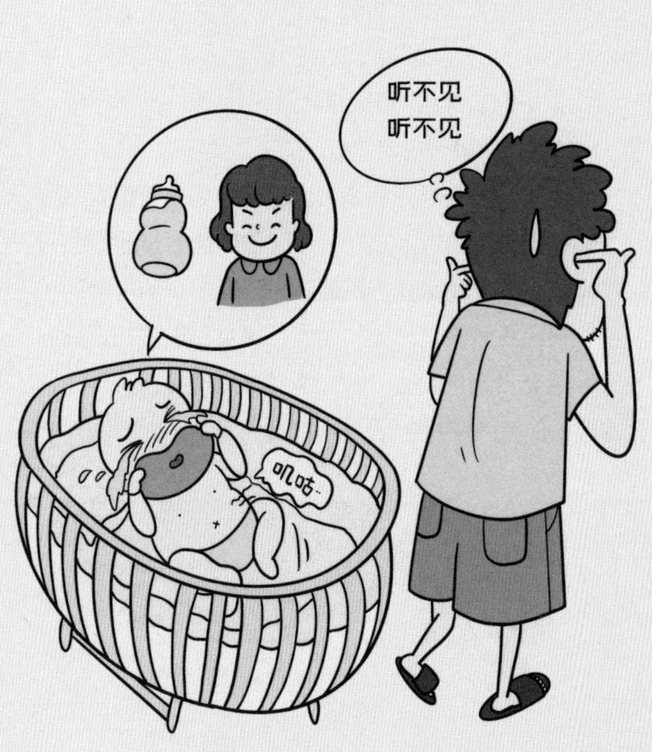

小场景大意义：

有人认为，大人应该延迟回应婴儿的哭泣，甚至有更激进者建议对婴儿采用“哭声免疫法”，即哭了不抱，不哭了才抱。先不说科学界对此类观点尚有争议，就说面对宝宝哭了这件事，监护人一定要先排查哭泣的原因，处理完客观情况，再谈如何应对宝宝的心理和情绪。

对宝宝进行积极而及时的回应，有助于宝宝建立对人和世界最初的信任，消除恐惧和孤独感，这对孩子的身心健康都有着重大意义。只有领悟了爱是安全、回应、互信，孩子将来在寻找爱情、组建家庭的时候，才不会走偏。

场景课堂：

宝宝病了、饿了、排便了、生气了、害怕了、困了、醒了、热了、冷了……都有可能以哭泣的方式来表达。有的家长为了避免养出“妈宝男”和“娇弱女”，总是先让孩子哭一会儿、玩一会儿、静一静……甚至采用颇具争议的“哭声免疫法”。

其实在孩子自我意识萌发之前，也就是 1 岁以前，积极回应孩子的各种情绪和诉求有利于孩子建立基本的安全感。0 ~ 1 岁的宝宝，无法表达也听不懂话，加上对外界和自身的一无所知，他们会很容易感到不安和难受，而他们最初的安全感就大多源于抚养人的回应和互动。因此，宝宝哭了，要及时检查宝宝是不是拉了、尿了，是不是病了、饿了，是不是衣物被褥不舒服……处理完客观情况之后，再给予适当的安慰、陪伴和哄睡。

错误认知：

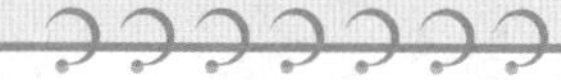

- 宝宝哭了迟迟不回应，不排查原因，盲目地相信孩子哭一哭会更勇敢；
- 回应哭泣的宝宝时，态度恶劣、粗糙或冷漠，认为婴儿什么都不知道；
- 缺乏科学育儿知识，不知道如何全面排查宝宝哭泣的原因、如何处理相关问题。

场景要点：

爸爸妈妈和宝宝的其他看护人，一定要掌握科学的婴儿照护知识和医学常识，不能想当然或凭经验去处理状况，一旦有不自知的错误操作或判断，很可能影响宝宝的健康成长，甚至造成危险。

在回应哭泣的宝宝时，照护人要充满爱意地与宝宝互动，向宝宝表达“别怕，别害羞，我不嫌弃你，我会保护你，照顾你，无条件地爱你”。

积极而科学的回应，会让宝宝切实感觉到自身和外界的关联，消除孤独感、陌生感，有助于宝宝逐渐熟悉抚养人的气味、声音，培养其对世界和他人的信任。

宝宝学会吃手：亲子互信建立的时机

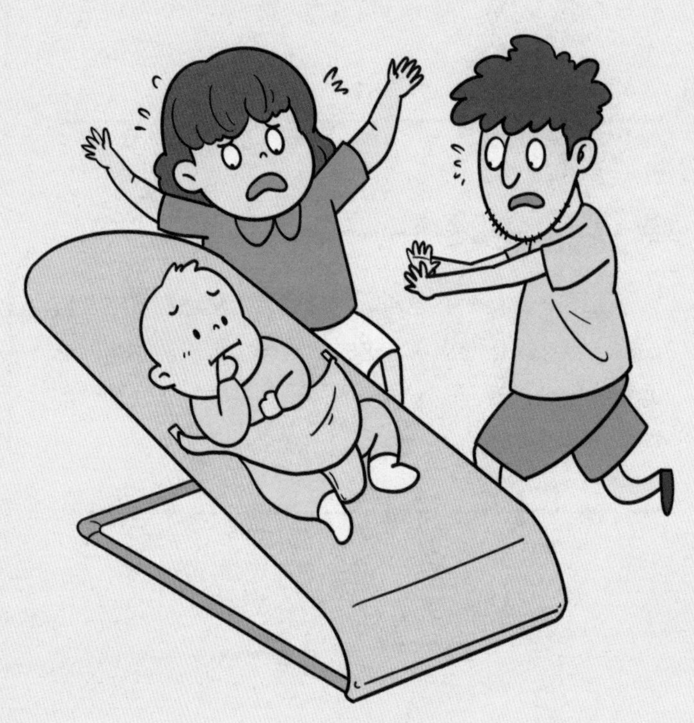

小场景大意义：

宝宝出生两三个月到五六个月时，就陆陆续续开始掌握了新技能——吃手。这是宝宝大脑发育的表现，也是宝宝人生中第一次不依赖别人，可以自己给自己带来慰藉和安全感的体验，还是宝宝认识世界的一种方式，而这时如果大人一味地禁止宝宝吃手，可能对宝宝的自我成就感和自信心带来打击。本场景中，父母如能正确应对，会让孩子更信任父母，更乐于向父母表现自己。这样的小场景如果处理得当，未来孩子将更愿意与父母分享心事、秘密，而父母的良言，孩子也更容易听进心里去。

场景课堂：

某天一觉醒来，爸爸妈妈看到宝宝居然在“吃”自己的小手！真是惊喜啊。这时不妨帮宝宝清洁小手，修剪妥当指甲，戴上一个小围嘴，让他在吃饱了之后，想吃手就尽情地吃、快乐地吃、干干净净地吃！

错误认知：

- 认为吃手不卫生，吃手不好看，完全禁止宝宝吃手；
- 一味地“顺其自然”，却不注意保障宝宝手部的卫生，忽略口水横流时的卫生维护；
- 在宝宝饥饿时，不给奶或辅食，而只让他吃手；
- 让宝宝一直吃手吃到幼儿期。

场景要点：

吃手是婴儿大脑发育的表现，是自我安抚能力开发的提升，家长不应一味禁止，应在正常喂养和确保卫生的前提下，让宝宝快乐地吃手。

当然，凡事应有度，宝宝吃手不应该永远吃下去。宝宝一般从两三个月学会吃手，到七八个月吃手到达最疯狂阶段，再到宝宝学会了到处跑、户外活动增多、小手开始摸一切时，应逐渐引导孩子不再吃手。

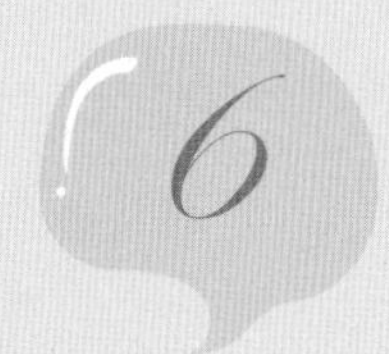

宝宝抓饭自己吃：尊重和独立建立时

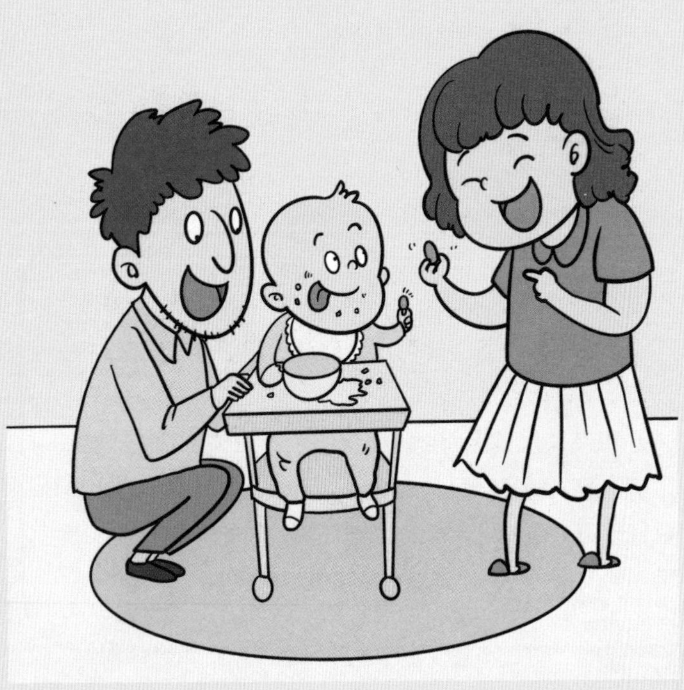

小场景大意义：

宝宝开始吃各种辅食，也能自己独坐之后，慢慢就要鼓励宝宝从手指抓食、勺子玩食逐渐过渡到独立进食了。这对宝宝手部精细动作的训练，手脑配合的协调性，对食物的兴趣，以及专注力、自制力、自尊自爱和独立性的培养，都有着重要的意义。同时，这也会在潜移默化中让孩子感受到“爱”应该有的样子：彼此尊重，互留空间。

场景课堂：

宝宝戴着小围嘴，坐在餐椅中，吃得满身满脸都是食物。这样的画面是否让爸爸妈妈们抓狂呢？其实这样吃饭看似麻烦，却对宝宝的生长发育大有好处。

为宝宝准备好适宜的环境和餐具，让宝宝用自己的手抓起食物放到嘴里，会给宝宝带来很大的成就感和满足感，会进一步激励宝宝尝试体验各种食物的口感、质感，以及探索它们之间的联系，从而察觉到自己的进步和了不起，让宝宝更爱自己。而爸爸妈妈的不打扰和信任，也会让宝宝更爱你们，感谢你们，体会到“尊重”带来的美好。

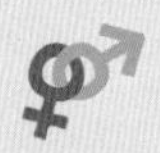

错误认知：

- 认为宝宝自己抓食很脏，很乱，吃不饱，而一直采取大人喂饭的方式；
- 食物做得太过精细软烂，颗粒过小，宝宝抓不起来；
- 宝宝餐具清洁不到位或者没有属于自己的餐椅、餐位。

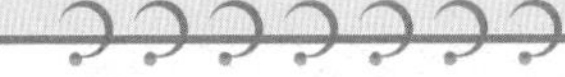

场景要点：

家长要为宝宝准备专用的餐椅、餐盘，并清洁干净，让宝宝自己抓食的食物要大小合适、软硬合适，没有卡喉和呛咳危险，并且全程有监护人在场看护，吃的时候也不要让宝宝哭闹和大笑，不要用电视、手机等分散宝宝注意力。

探索外界带来的自我实现、自我认同，是孩子自尊、自爱、自信的形成要素，而尊重与信任，则是获得健康亲子关系的基础，也是孩子将来与恋人、家人构建亲密关系的良好开端。

学步宝宝摔倒了：女孩男孩都要勇敢

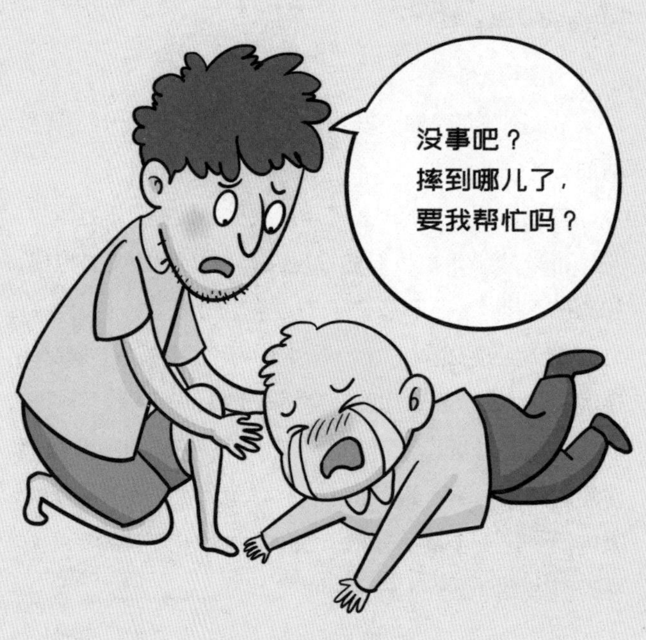

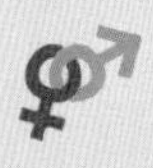

小场景大意义：

孩子跌倒后，父母的反应和应对的方式可能会对孩子未来处理挫折的方法和态度产生很大的影响。比如父母总是以斥责的方式回应孩子跌倒，会让孩子丧失安全感，进而在未来惧怕与父母袒露心声；如果父母对跌倒的孩子过度关照，孩子可能会养成依赖父母、放弃独立处理问题的习惯。此外，父母对待男孩女孩摔倒的态度应该是相同的，不因性别去限制孩子表达情绪和处理问题的方式，这样有助于孩子将来以更加平等的视角来看待异性与两性关系。

场景课堂：

宝宝自己摔倒后：

先是询问。“你还好吗？摔到哪里了？需不需要我帮忙？……”

然后再帮忙。如果孩子年龄较小，或提出需要帮忙，父母可以伸手帮忙。但最好是父母伸出手让孩子拉住，辅助孩子起身，而不是父母直接将孩子抱起来。

接下来是安慰。“让我看看。摔倒了没关系，爬起来还可以继续走。需要休息一会儿再走吗？……”

之后是分析。“是怎么摔倒的？是不是东张西望或者没注意脚下？跑太快了？……”注意不要以质问的方式来询问，这一步是引导孩子找原因，防止下次再因同样原因而摔倒。

最后是鼓励。“摔倒了自己站起来，真坚强，真棒！”

错误认知：

- 斥责。责怪孩子不小心、不听话、弄脏了裤子……甚至当众斥责；
- 归罪于他人和外物。比如，桌子绊倒的，打桌子；爸爸没照顾好，责备爸爸；
- 不让男孩哭；
- 以不一样的“勇敢”标准要求男孩和女孩。女孩摔倒了，百般呵护；男孩摔倒了，轻描淡写。

场景要点：

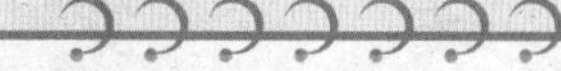

摔倒是再正常不过的事情，每个人都会摔倒，就像每个人都会遇到挫折一样。摔倒后，父母的处理办法会潜移默化地影响孩子今后对待其他挫折的态度。自己负责、自己反思，自我照顾、自我鼓励，是基本原则。

另外，哭是人类表达情绪的方式之一，男孩女孩都有流眼泪的权利。一味地呵斥哭泣或纵容哭泣都会给孩子带来不好的影响。父母应该给所有孩子表达情绪的机会，等宣泄得差不多了，也要引导孩子如何平复情绪，如深呼吸、洗洗脸、处理摔伤处……

人生的挫折常常有，应从点滴的小场景入手，教孩子积极面对、勇敢地走下去。

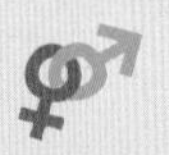

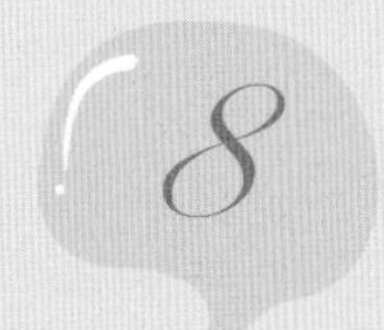

痛苦的断奶期：爱的样子是温柔而坚定

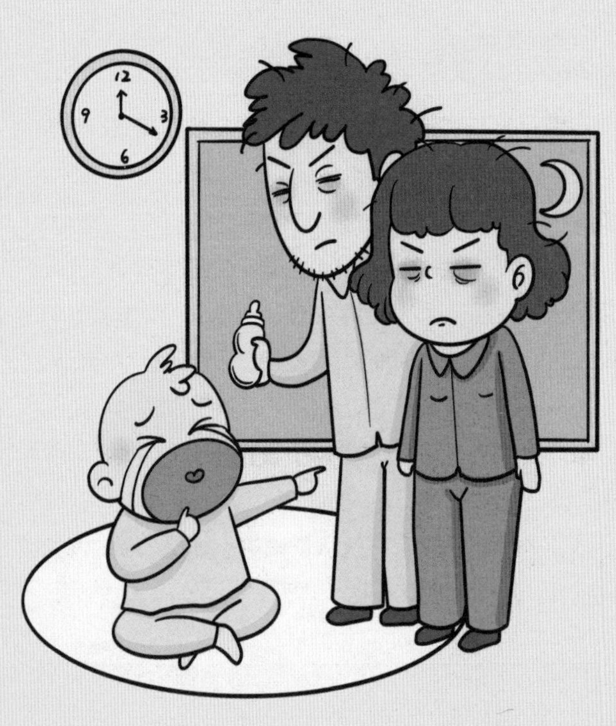

小场景大意义：

每个孩子都逃不过的一关，就是断奶。断奶也称离乳，包括断夜奶、日间奶，以及戒断奶睡等环节。这对孩子打破“母婴一体”的认识，迈向独立和成长，是重要而艰难的一步。父母在帮助孩子克服断奶痛苦的过程中，要用爱的力量，充分保护孩子刚刚建立起的安全感和对父母的信任。这会让孩子感受到，真正爱他的人对待他的态度是温柔而坚定的，从而有助于孩子未来在追寻友情、爱情时，避开那些不好的人。

场景课堂：

孩子哭着要妈妈的奶，不吃着奶就睡不着，讲道理也听不懂，哇哇大哭好可怜……是不是经历过的还历历在目，没经历过的好担心呢？其实，看似死去活来的断奶，正是亲子共同成长的绝佳时机。

断奶需要适宜的时机、渐进的方法、替代的奶品、不变的原则、温柔而坚定的态度，多个因素相辅相成，可以先断夜奶，再断日间奶，培养孩子自主入睡。只要科学而扎实地去做、去推进，一定会顺利过关。注意，断奶绝非易事，宝宝和大人都要做好准备，全家目标一致，一旦开始了断奶进程，就不要轻易放弃，更不能一再心软而让孩子“复吸”。

错误认知：

- 时机不对，方法不当，强行断奶；
- 总是心软，让孩子一再“复吸”；
- 家人之间出现意见分歧，一人要断奶，另一人要喂奶；
- 断奶即断妈，断奶期间彻底不让宝宝见到妈妈。

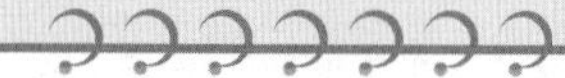

场景要点：

没有绝对的“应该”断奶的时间。一般来说，当孩子有了足够的咀嚼能力，接受了替代奶品（配方奶、鲜奶），能吃的辅食种类和形式越来越丰富时，即可考虑断奶。

断奶最好选在天气不冷不热的季节，选在孩子身体健康的时候，先断夜奶再断日间奶，可以从逐渐减少吃奶顿数、延长两顿奶之间的间隔时间开始，循序渐进，慢慢戒断。

断奶不能断妈。妈妈可以夜间不跟宝宝睡，但其他时间要尽量让宝宝享受妈妈的爱和陪伴。毕竟断奶对孩子来说已经很难了，再完全见不着妈妈，可能会给孩子带来心理和情感的伤害。

良好的断奶过程，会使得“艰难时刻，关爱同在”这一信念在孩子心中生根发芽；父母温柔而坚定的态度，也会潜移默化地成为孩子将来处理艰难事件、应对人际关系危机时，所秉承的积极理念。

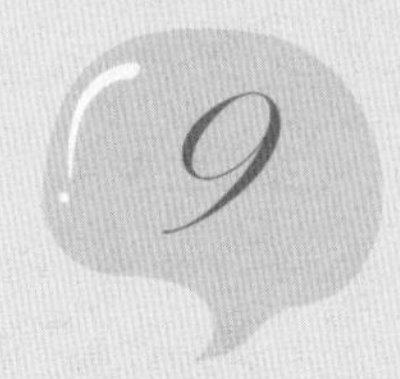

再见，尿布：理解“隐私”是自我保护的基础

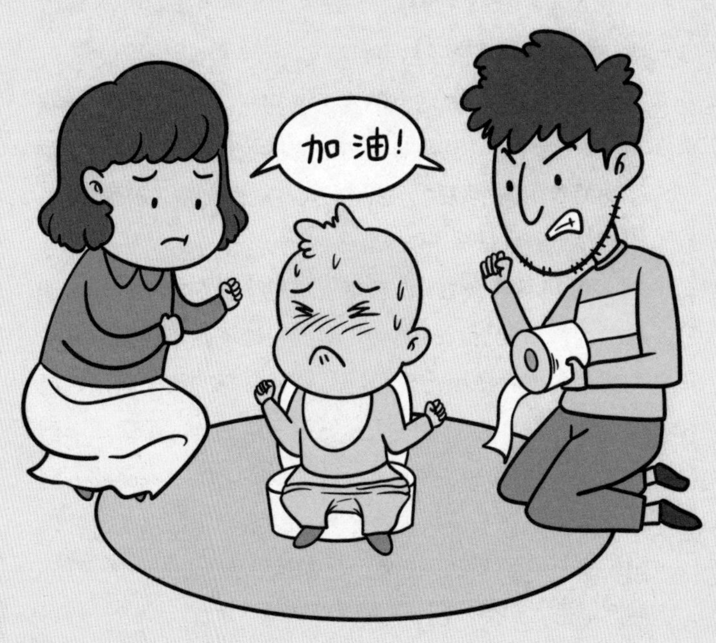

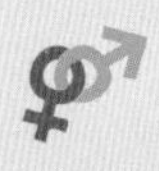

小场景大意义：

孩子学会自主如厕是其成长之路上的里程碑。自己脱裤子，自己在小马桶上大小便，自己擦屁股、穿裤子……这对于孩子独立生活能力的提升，对隐私的理解以及自尊、自爱、自信的建立，都有着非常重要的意义。只有学会了尊重自己，理解了边界概念，以后才能在两性关系中构建健康的相处之道。

场景课堂：

孩子在学会了走路，对尿布上的大小便有自知之后，就可以开始训练孩子自主如厕了。

可以选在天气适宜的春天或初秋，先创造机会让孩子观察大人如厕、看如厕训练的视频和绘本、自己接触和熟悉专用的小马桶，然后大人在观察到孩子有便意时，引导孩子到小马桶去解决。

这并不是一朝一夕就能完成的事，在成功之前可能会经历很多挫折：孩子坐在马桶上拉不出来，穿上裤子就拉了，或者还没跑到马桶就拉了；有的孩子惧怕自己的大便，嫌弃大便的气味；男孩子尿不准，溅得周围到处都是……但是，教之道，贵以专。如厕训练需要的时间可能会长达一个月、两个月，甚至半年以上，爸爸妈妈们千万不要半途而废哦，必要时寻求专业人士的指导，循序渐进，定能成功。

错误认知：

- 全家思想不统一,一人一个原则，有的宽有的严，孩子无所适从或者“见人下菜碟”；
- 家人没有耐心，失败几次就又给孩子穿上纸尿裤，导致一些孩子甚至到五六岁仍然不能自主如厕；
- 监护人简单粗暴，孩子失败后体验到的负反馈太多，伤害了自尊心和自信心。

场景要点：

如厕训练应循序渐进，科学推进，监护人要温柔而坚定，目标统一，要求一致。

培养自主如厕的过程中，大人要用自己的耐心和爱心，身体力行地向屡屡失败的孩子展示什么叫作接纳、鼓励、尊重和理解。

在孩子的成长过程中，自主如厕是一个里程碑式的技能，对孩子来说，是第一个需要心理、生理、情感充分配合才能完成的成长任务。在此过程中，孩子内心感受到和建立起来的应对困难的经验与情绪，将是未来构建自我认同、良好人际关系的砖瓦基石。

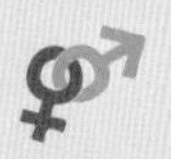

尿裤子尿床：私密、尊重、宽容和帮助

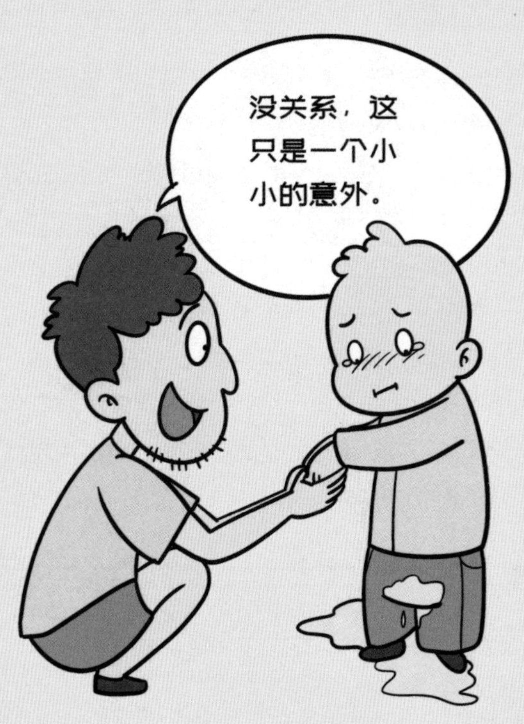

小场景大意义：

有些 4 ~ 6 岁孩子的父母发现，孩子本来已经学会上厕所了，但过一段时间又开始尿裤子或者尿床，于是开始生气、焦虑，担心孩子有什么问题。如果经常尿裤子，可以带孩子去正规医院检查，让医生帮忙判断孩子是否有排尿困难、炎症等情况。如果只是偶尔发生憋不住尿的情况，或许并不是什么大问题，而是因为孩子玩的时候“太忙了”，以至于不想停下来上厕所；或者是因为孩子在小便时曾经有过不愉快的经历，比如被呵斥、惊吓，被迫憋尿等，以至于他“不能尿裤子”的心理压力太大，不敢提出上厕所。尿床这件事没处理好，可能会伤害孩子的自尊心、自信心，或让孩子衍生出对生殖器的厌恶和恐惧。

场景课堂：

共情。“尿裤子是个意外，爸爸妈妈小时候也有过，这没什么的。”让孩子放轻松，知道他这样做不是不乖、不是羞耻。

认知。让孩子知道上厕所是正常需求，要大胆地让家长、老师知道自己想小便。还要告诉孩子排尿是身体把不需要的废物排出体外的过程，如果一直憋着，尿在

身体里待的时间长了，尿里的脏东西又重新回到身体里，对身体有坏处，让人生病。同时，跟孩子讨论和提及“尿床”这件事时，一定要注意时间、场合、态度，保护孩子的自尊和隐私。

包容。偶尔尿裤子或尿床是正常的，可以循序渐进地帮助孩子练习短暂的憋尿，建立自信。如孩子在马桶前准备撒尿时，可以说:“我们数数，数到3再尿，好吗?憋不住也没关系，就直接尿。”还可以有意识地，逐渐拉长孩子两次小便的间隔时间。

预防。睡前让孩子少喝点牛奶或水，少吃点富含水分的水果（如西瓜），临睡时提醒孩子小便之后再睡。

鼓励。每当孩子有了进步，就提出表扬:“真棒！你比之前有进步了。相信我们很快就能渡过这个难关。”

错误认知:

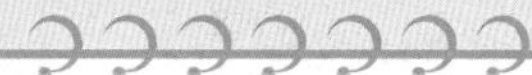

- 用把屎把尿来代替如厕训练;
- 指责孩子，拿孩子跟其他孩子比;
- 频繁逼迫孩子上厕所。

场景要点：

如厕训练真正要教会孩子的，是听从身体的信号，在有尿意的时候，及时去恰当的地方排尿。长时间地把屎把尿，或怕孩子尿裤子而在其没有感觉的时候一次次地逼迫孩子上厕所，都会让孩子更加依赖大人，失去自己学习控制排泄的机会。

大人还要懂得换位思考，呵护孩子的自尊心和自信心，千万不能当着亲戚朋友的面大谈特谈孩子尿床，这只会让孩子羞愧、难受，感觉到隐私被侵犯，甚至因为感觉到被最信任、最亲密的人出卖而产生愤怒和委屈。另外，也不能拿“别人家孩子”来说事儿。“你怎么这么大了还尿裤子？你看某某某就不尿床！”这样的对比既没有意义，也非常伤人，只会让孩子产生一堆负面情绪，而对如何解决问题依然一无所知。

尿床这件事虽小，却关系到孩子未来如何理解隐私、如何应对挫败、如何寻求帮助和处理亲密关系，因此爸爸妈妈们一定要用心对待。

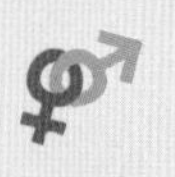

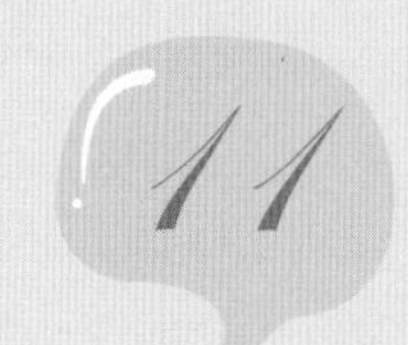

憋尿憋尿的“小拧巴”：怎样被爱，怎样去爱

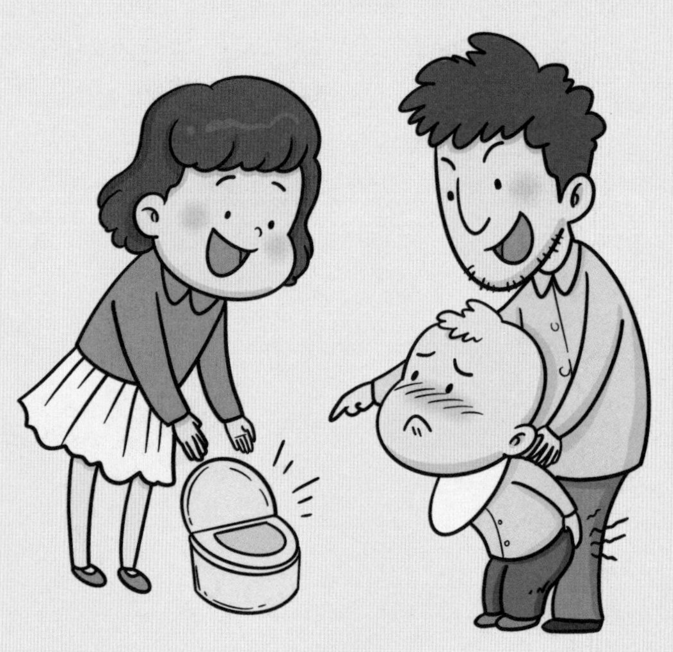

小场景大意义：

孩子在自主如厕训练期间，以及训练期前后，会有一定概率出现憋屎憋尿的情况，持续时间有长有短，有的孩子甚至到七八岁都还会憋屎憋尿，常常让爸爸妈妈们抓狂。出现这种行为的原因很多，心理原因包括害怕马桶、害怕厕所、害怕大小便的气味和样子、不喜欢自己的身体里出来“脏东西”、不喜欢在幼儿园跟很多小朋友一起上厕所……生理原因则通常与不舒服的排便体验有关，比如便秘引起肛门疼痛，在马桶上小便时曾经溅到屁股上，等等。解决这个问题千万不能简单粗暴，需要长时间地鼓励、安抚和引导。

另外，家长不应在缺乏证据的情况下轻易断定孩子是为了寻求快感而憋屎憋尿，认为孩子是性早熟或正在经历肛欲期（此概念在学术界仍存在争议）。本场景处理不当，孩子可能会在潜意识中厌恶甚至憎恨生殖器官和排泄器官，进而对未来的性观念的建立造成负面影响，而如果父母冷漠处理或态度恶劣，也会让孩子心中产生不好的投射，认为这种爱的表达方式也未尝不可。

场景课堂：

3 岁的小男孩已经四天没有大便了，每次在马桶上坐不到一分钟就跑了，穿上裤子就又开始努力憋大便，像是盼着能把大便永远憋回去似的。今天是周六，全家人

放下一切，眼巴巴地盼着这小祖宗能拉一次大便，然而半天快过去了，孩子依然是不愿意坐马桶，一个劲儿地跳着扭着憋大便……急得爸爸血压都高了，抄起拖鞋就要开打；姥姥则拿来了纸尿裤，说实在不行还是穿着让他拉。

幸亏妈妈这时回家，见状便赶紧调停。妈妈是个学究型人才，平时工作太忙而不太顾家，但这次的憋屎事件让她心里警铃大作，扎扎实实就这个问题做了一番研究。妈妈说："咱儿子平时大便干燥，排便会引起疼痛，他肯定是害怕排便的。幼儿园是蹲式厕所，孩子不太会用，这也让他更不喜欢厕所。另外咱们给孩子的压力太大了，又吼又叫，面红耳赤，孩子肯定有抵触心理。建议咱全家用以下策略来应对：每天从幼儿园回来，陪孩子一起坐马桶 5 分钟，坐不了这么久就从坐 1 分钟开始慢慢加长，建立排便规律。然后给孩子看排便训练的动画、绘本，消除大便恐惧和厕所恐惧。再就是给孩子多喝水，多吃富含膳食纤维的食物，改善便秘。而且咱们大人要有耐心、有爱心、有恒心，统一思想，不朝令夕改半途而废。"

四个月后，这个小男孩终于可以开心而规律地排便了，整个家庭也实现了共同成长。

错误认知：

- 在孩子憋屎憋尿时，暴跳如雷，粗暴处理；
- 孩子憋不住，而在马桶之外的地方大小便时，大人嘲笑、惩罚、冷暴力；
- 家人态度不统一，对策不统一；
- 缺乏对育儿知识的学习。

场景要点：

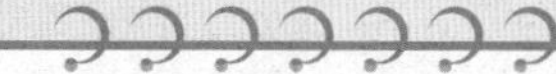

孩子憋屎憋尿，有其生理和心理原因，爸爸妈妈要学习这方面的知识，找寻原因。

解决孩子憋屎憋尿的问题，要用科学的方法，反复练习，并给孩子足够的尊重、鼓励和信任，不能因为自己的面子受损而恼羞成怒，对孩子的自尊造成伤害。

父母应时刻提醒自己，一个孩子是怎样被爱的，将来他也会以同样的方式去爱别人。

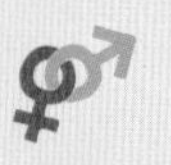

看见有人当众大小便：公德与保护意识

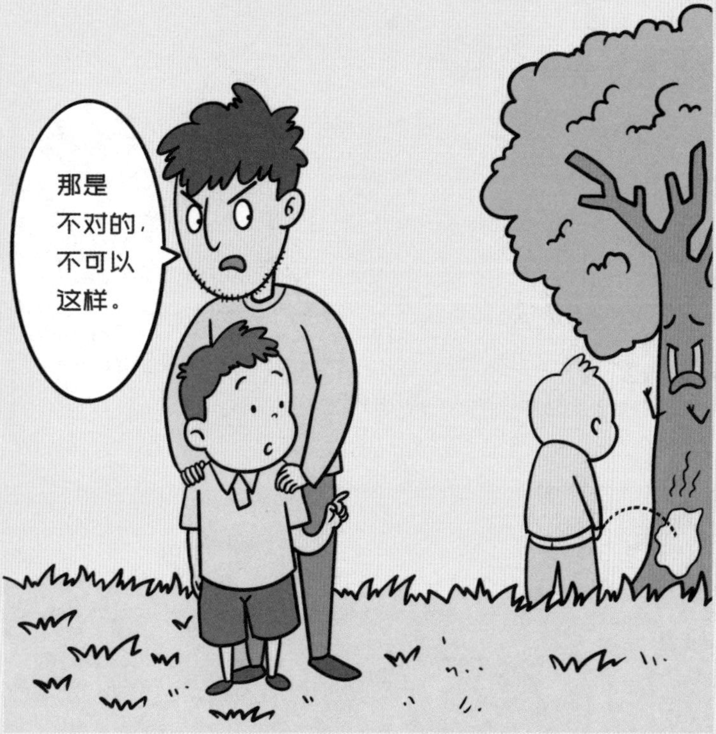

小场景大意义：

公园的草丛里、高速公路上、小区的马路边……在公共场合大小便的孩子随处可见。孩子当众脱裤子大小便看似事小，实际上对孩子的生理和心理都会有不利的影响，也会被他人看作缺乏公德心的表现。

在户外如厕意味着孩子的外生殖器官暴露在外，可能有细菌、灰尘等脏东西进入，容易出现尿路感染、阴道炎等问题。如果在野外，暴露在外的私处还可能被蚊虫叮咬、野草划伤，这对于孩子的健康非常不利。

此外，让孩子在公共场合当众脱裤子大小便会破坏孩子的隐私意识和规则意识。我们常常教育孩子，背心内裤盖起来的位置是隐私部位，不能被别人摸，也不能给别人看。父母如果允许或劝导孩子当众脱裤子，可能会让孩子认为这样的行为是正确的。长此以往，孩子的隐私意识可能逐渐淡漠，也不利于孩子的自我保护。

场景课堂：

提前准备。出门之前提醒孩子上厕所，避免出门后找不到厕所的情况的发生。当出门看到厕所时，随时询问孩子是否需要上厕所，不要憋不住了再上。

准备备用工具。出门前准备好尿不湿、空塑料瓶、

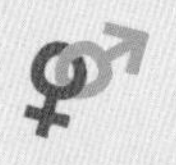

便携尿盆、塑料袋等可以备用的排便工具。这样即便孩子有上厕所的需求，也可以临时满足，并及时清理。

隐蔽角落。如果在户外，孩子真的憋不住了，也不要强行憋尿。紧急情况下尽量带孩子去一些比较隐蔽的地方，减小他人反感的同时也保护了孩子。如果是公共场合，父母应及时做好清洁工作。

便后引导。特殊情况下，如果孩子不得不在户外如厕，如厕后父母应及时引导。可以这样说："今天实在憋不住了才让你在户外上厕所，但这样是不好的行为。在户外上厕所不卫生、会影响别人，也让你的隐私部位暴露在外。下次有尿意要提前说，厕所也要在家上好再出门。"

在户外看到其他小孩当众上厕所，父母也应及时引导孩子不要注视、不要学习。

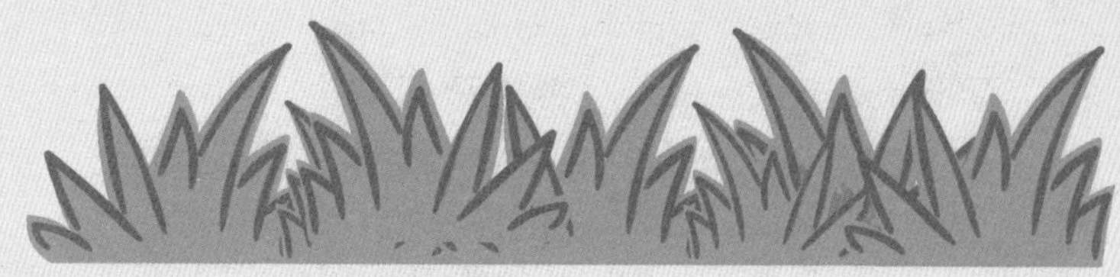

错误认知：

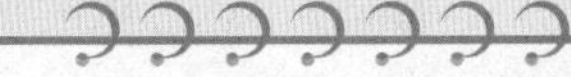

- 不分场合，纵容孩子随意大小便；
- 在户外看到其他人当众上厕所，带着孩子去围观、嘲笑；
- 拿孩子在户外如厕的事开玩笑。

场景要点：

小事上遵守公序良俗，也是孩子长大后遵守法律、社会规范的前提。同时，隐私教育不仅要告诉孩子保护自己的隐私，也要保证他人隐私不被侵犯。很多孩子自己知道在公共场所大小便是不好的行为，但大人有时不以为意，甚至还当场与周围人以此说笑。这样的行为不但会伤害孩子的自尊心，同时也侵犯了孩子的隐私权。

另外，家长要身体力行地让孩子知道，出门前做好如厕准备，带好相关用品，也是对自己和他人负责的表现。

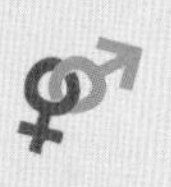

13

学习穿脱衣物：背心裤衩覆盖处的规则

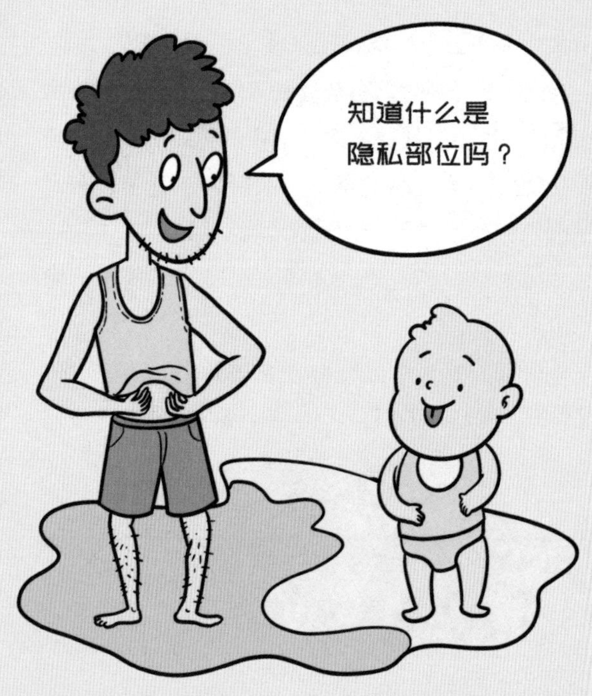

小场景大意义：

0 岁宝宝洗澡时，是家长帮助孩子建立信任与亲密感的绝佳时机。宝宝渐渐长大，能进行基本的语言交流了，在同样的洗澡前后换衣服场景中，家长好好给孩子做一次关于隐私和自我保护的教育。

隐私部位是指男孩的外生殖器官、臀部；女孩的胸部、外生殖器官、臀部，即“背心裤衩覆盖之处”。因此在孩子穿内衣内裤的场景中，家长就可以自然而然地讲解什么是隐私，哪里是隐私部位，保护隐私的重要性。

场景课堂：

示范。爸爸妈妈教入园前的幼儿穿脱内衣内裤时，可以一边教，一边告诉孩子隐私部位是什么。同时，父母的手尽量不触碰到孩子的隐私部位，套好衣服后让孩子自己拉扯整理。不小心碰到孩子的隐私部位，爸爸妈妈应及时道歉，比如，“对不起，不小心碰到了你的某某部位，妈妈不是故意的。”当孩子能独立换衣服时，爸爸妈妈应在孩子穿脱内衣内裤时告诉孩子“爸爸妈妈先关上门，等你换好了再开门啊”，让孩子有“处理隐私须回避”的概念。

认知。本场景中，父母要温柔自然地告诉孩子三件事：什么是隐私部位、保护隐私部位的方式、例外的情况。

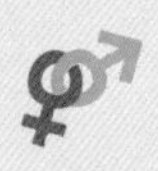

男孩的隐私部位是裤衩盖住的部分，女孩是背心裤衩盖住的部分；保护的方式就是隐私部位不能露出来给别人看，自己不去摸别人的隐私部位，别人也不能摸自己的隐私部位；例外的情况就是如果隐私部位不舒服了，被别人触摸了，一定要回家告诉爸爸妈妈，爸爸妈妈如果带你去看医生，也可以让医生查看。

交流。孩子可能会有各种各样的问题。比如，孩子可能会问:“隐私部位爸爸妈妈能碰吗？”家长就可以微笑着说:“爸爸妈妈在教你穿脱衣服、擦屁股、洗澡的时候，可能会碰到。等你自己能独立做这些事，爸爸妈妈也不会再碰到你的隐私部位了。除非是隐私部位生病，需要爸爸妈妈检查。”家长们要大大方方，有问必答，别给机会让孩子跑去问别人哦。

角色扮演。当孩子经过一段时间的理解、吸收，家长们就可以试着跟孩子做一下角色扮演的游戏。比如，家长扮演邻居叔叔，假设现在在电梯上，说:“小朋友，可以给我摸摸你的屁股吗？”问问孩子应该说什么。希望孩子可以清楚地回答:“不可以！这是我的隐私部位。”

错误认知：

- 家人随意触碰孩子的隐私部位；
- 不向孩子介绍异性的隐私部位；
- 认为父母和孩子之间没有隐私。

场景要点：

父母或其他家人随意触碰孩子的身体，或随意撩起孩子的衣服看，可能会让孩子丧失对隐私的保护意识。如果家里其他人有触碰孩子的习惯，包括开玩笑地拍屁股等行为，父母也应告诉家人不能这样做。

另外，父母和孩子都有隐私权，双方都应该有意识地保护自己的隐私。假如父母告知孩子要保护隐私，但自己换衣服、洗澡却从来不关门，那孩子就会无所适从或者变得无所谓。

最后，男孩女孩都应该知道对方的隐私部位，因为保护隐私部位不仅是保护自己的，也是保证不触碰其他人的隐私部位。

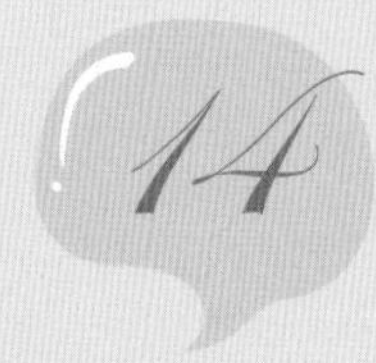

去趟动物园：认识性别的不同

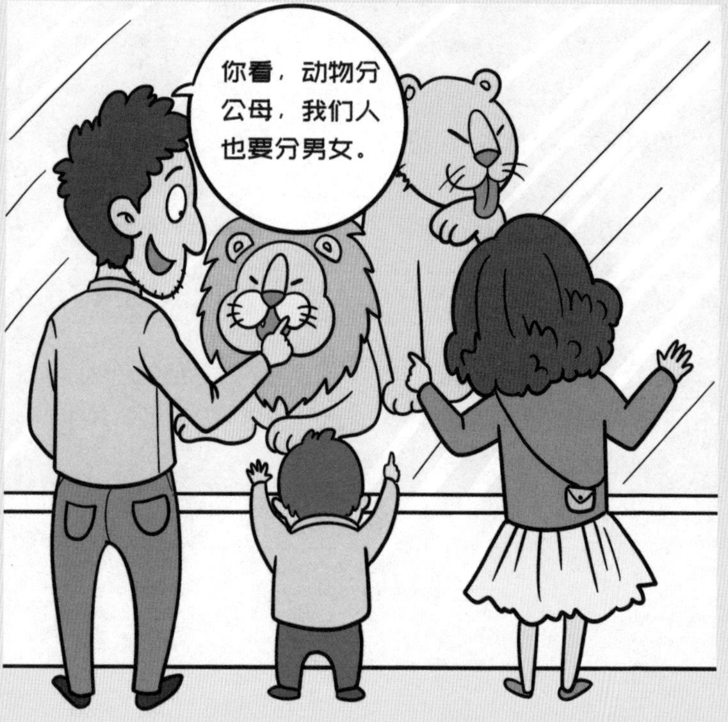

小场景大意义：

一般情况下，孩子在 1 岁半到 2 岁时，会发展出利用刻板印象识别性别的能力，在 3 岁左右形成对自己性别的核心认知。在此期间，不妨带孩子去一趟动物园。一方面可以让孩子接触和了解各种可爱的动物，另一方面也可以借此机会让孩子了解不同性别的差异。比如公鸡和母鸡，雄孔雀和雌孔雀，公狮子和母狮子……从动物园玩耍回来的路上，爸爸妈妈就可以顺势给孩子讲解男性和女性的区别。这时要是能配上一本讲解性别差异的绘本，那就更好了，能让性教育在自自然然的氛围中完成。

场景课堂：

用感性认识引入。在动物园，父母可以通过对比孩子感兴趣的小动物的公母、雌雄差异，让孩子先感性地认识到性别是什么，以及不同性别间的差别。

上升到理性认识。在回家的路上、车上，或者当天晚上临睡前，爸爸妈妈可以把事先准备好的关于性别差异的绘本拿出来，一边回忆在动物园看到的不同性别动物外表上的差异，一边给孩子讲解男性和女性的根本差异在于生殖器官的差异，并教孩子在生活中如何区分性别。

理论结合实际。等孩子基本了解了性别差异和特征之后，父母可以让孩子辨认家人的性别、小朋友的性别，让理论与实际相结合。

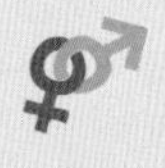

错误认知：

- 讲得太深或太浅，与孩子的年龄与认知水平不符；
- 只讲理论，不结合实际生活；
- 强化刻板印象，如简单地把男性描述为“短头发的人”，把女性描述为“长头发的人”。

场景要点：

本场景可以作为给 1 岁半到 3 岁的幼儿讲解两性生理知识的绝佳引入契机。讲解的时候尽量告诉孩子身体部位和器官的科学名词，以防孩子受到伤害时无法准确描述受伤的部位。

要是孩子年龄稍大一些，认知能力更高，可以跟孩子再说一下可谈论生殖器官的场合与相关注意事项，如公众场合不宜谈论此类话题，对父母和医生之外的人不宜谈论此类话题等。孩子如果还小，不太会说长句子，也不能就一个主题进行主动交谈，可以先把本场景的教学目的定在性别辨识上，不用太过深入。只要孩子可以确认自己的性别，并能通过外表来分辨性别，且在看图片的时候能说出男性和女性最根本的不同在于其生殖器官的不同，就达到了本场景的教育目的。

好的性教育一定是自然的。父母要学会利用生活中的场景，顺水推舟，水到渠成。

陪睡玩偶：依恋物不代表软弱

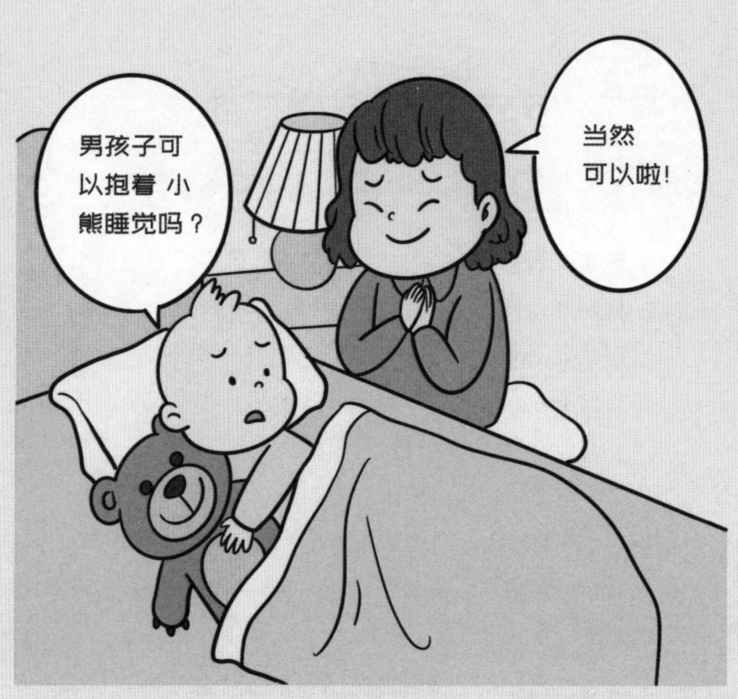

小场景大意义：

很多孩子在成长到某个阶段，常常是从入园前后到上小学前，会特别喜欢某个毛绒玩具、布娃娃甚至枕头，睡觉要抱着，出去玩要带着，形影不离，朝夕相处。女孩还好，男孩如果这样做，就很容易被批评为“像女孩子一样”“不阳刚”……其实不必多虑。这只是幼儿期的依恋行为，往往是孩子在处理分离焦虑和应对生活环境变化时的一种自我保护和自我安慰。家长对待孩子依恋物的态度，会影响到孩子的心理健康、性格养成，以及亲子关系，而如果把不同的依恋物与不同性别绑定，更有可能造成孩子的性别刻板印象，不利于将来平等、包容地看待异性。

场景课堂：

晚上临睡前，3岁的小男孩抱着自己心爱的毛绒小熊，眼看就快睡着了，突然小声说：“妈妈，明天我能带小熊去幼儿园吗？”“当然可以啊。”妈妈说。“但是只有女孩子才跟小熊、小兔子一起上幼儿园，我是男孩子。”“为什么男孩子不行？”“因为男孩子是……男孩子。”“那你自己想带小熊去幼儿园吗？”“嗯，我想，特别想。”“那就带吧。男孩女孩都可以喜欢可爱的小玩具，一起玩，一起睡，这不是犯错误，也没有影响别人，大胆地带着小熊一起去幼儿园吧。”

错误认知：

- 父母对幼儿的身心成长发育规律缺乏科学认知，缺乏学习，不理解孩子言行、情绪的深层原因；
- 对孩子的依恋物给出负面评价，甚至没收其依恋物；
- 禁止男孩子拥有依恋物；
- 强行将孩子的依恋物替换成其他东西。

场景要点：

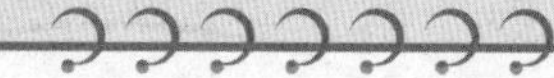

依恋物是 2 ~ 6 岁孩子在应对分离焦虑、环境变化、生活变化等情况时，出于自我心理保护而格外依恋某种物品，是常见现象，也是正常现象。

男孩女孩都有获得属于自己的依恋物的需求和权利，家长应该理解、包容，不以性别刻板印象为由，粗暴干涉、控制孩子对依恋物的选择。

父母对孩子自己发展出的情感，建立起的探索世界的方式、鼓励自己的方式，应该给予理解和尊重，这可能会影响到孩子将来每次涉足新领域、新环境时的应对模式。

去公共浴室：上一堂成长的大课

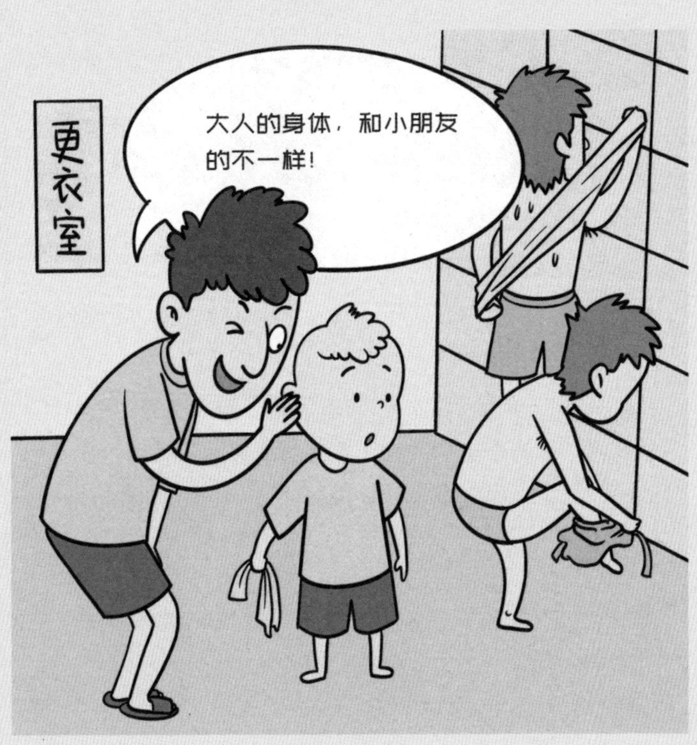

小场景大意义：

共浴、游泳、温泉等活动都是孩子认识自己的身体、了解大人的身体的良好契机。比如爸爸和儿子，或者妈妈带女儿一起游泳、泡温泉时，孩子不仅可以看到自己和爸爸妈妈身体的不同，还可以很自然地看到其他不同年龄、不同体型的男性或女性的身体。爸爸妈妈可以抓住这个机会做两方面的教育：一是向孩子介绍成年男性 / 女性和男童 / 女童身体的区别，让孩子对自己的成长轨迹更了解；二是可以借此机会给孩子讲生理特征的多样化，让孩子知道每个人的身体都是独一无二的，要珍爱自己的身体。本场景中的父母切不可神神秘秘遮遮掩掩哦。

场景课堂：

有问必答。孩子可能对自己和爸爸妈妈身体的不同感到好奇，尤其是第二性征的区别，比如爸爸的阴茎、体毛，妈妈的乳房等。当孩子问出“这是什么”或“为什么我没有”时，爸爸妈妈不应该回避问题，而是尽量给出科学准确的解释。比如，等你十几岁青春期的时候，身体会发生很多变化，长高，长壮，然后就和爸爸（妈妈）一样了。每个人都是这样长大的。

科学用词。进行与身体相关的性教育时一定要用科学、准确的词语，尤其是提到生殖器官（阴茎、乳房）时，不要用昵称（小鸡鸡、nēinēi）或模糊词语（你的下面、上体）来指代。用昵称来指代生殖器官仿佛在强调：这个部位是特殊的、肮脏的，我们不应该提起它，可能会让孩子对性产生羞耻感或污名感。用科学名称不仅引导孩子正视身体的每一个器官，还教给孩子准确描述自己身体的方法。当孩子受到侵害，或感到不舒服时，可以更准确地向大人描述他的困扰。如果父母觉得张不开嘴，不好意思说，可以在私下里进行“脱敏”练习，如对伴侣说出科学名称，或者至少在告诉孩子生殖器官昵称的同时提及这个部位的学名。另外，在公共浴室，身边有人时，可以对着孩子的耳朵，在不影响到周围人的情况下给孩子进行答疑解惑。

谈论的场合。孩子的问题都回答完了，最后还要“打个补丁”，告诉孩子，并不是所有的场合都适合大声谈论性器官，如地铁、教室、商场等公众场所，以免引起周围人的不舒服。懂得在什么场合说什么话、做什么事，是有礼貌的表现。但要是自己的隐私部位不舒服了，在家里跟爸爸妈妈说，或者在医院跟医生说的时候，就可以大大方方地谈论。

正视差异。每个人的身体都是独一无二的。在带孩子去游泳或公共浴室的时候，孩子会看到形形色色的人，每个人的高矮胖瘦、器官的形状、肤色都不一样。家长可以这样引导：你有没有发现，每个人的身体长得都不一样？你能不能说出有哪些不一样？世界正是因为每个人都不一样才更丰富多彩。

珍爱身体。让孩子看到浴室里的人都在清洁自己的身体，呵护自己的身体，进而引导孩子要爱护、珍视自己的身体。

妈妈的身体。女性的身体在产后可能会发生种种变化，比如胸部下垂、长妊娠纹、腹部有剖腹产刀疤等。妈妈首先要积极面对自己的身体变化，其次可以试着给孩子介绍自己或其他女性产后的身体变化，让孩子了解、理解母亲的伟大。

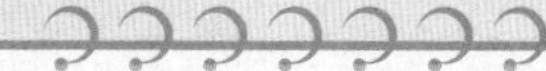

错误认知：

- 避开孩子的问题或制止孩子提问；
- 对比、评判他人的身体。具体表现为对他人身体的胖瘦、肤色、高矮等，进行价值和优劣评价；
- 忽略对礼仪和公序良俗的介绍；
- 带 3 岁以上的孩子进入异性公共浴室。

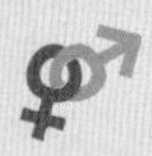

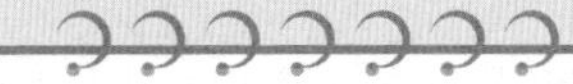

场景要点：

孩子对成年人的身体感到好奇是很正常的，在第一次进入公共浴室时尤其如此。父母不应该回避孩子的好奇和疑惑。如果孩子发现自己的问题在父母这里得不到解答，他可能会去其他信息渠道找答案。这样获得的答案的准确性得不到保证，连孩子的安全都可能成问题。在孩子产生疑惑时，父母及时用科学的知识答疑解惑，就是最好的性教育。

世界因不同而精彩，每个人的身体都是独一无二的，而且美丑的标准也不固定。出于对他人的尊重和从多元审美的教育角度，父母应该避免公开或私下里对比、评价他人的身体。

进入公共浴室时，如果孩子已经 3 岁了，建议由妈妈带女儿进入，爸爸带儿子进入。这样做并不是因为孩子只需要知道跟自己性别有关的知识，而是为了保护孩子的隐私，避免让周围人不舒服。

本场景非常重要，父母一定要做好功课，不打无准备之仗。做好了，可以让孩子对人体的认知大幅提升，让孩子对差异性和多元化多一分理解，也会培养其换位思考、关照他人的意识。

上厕所要关门：隐私是啥学起来

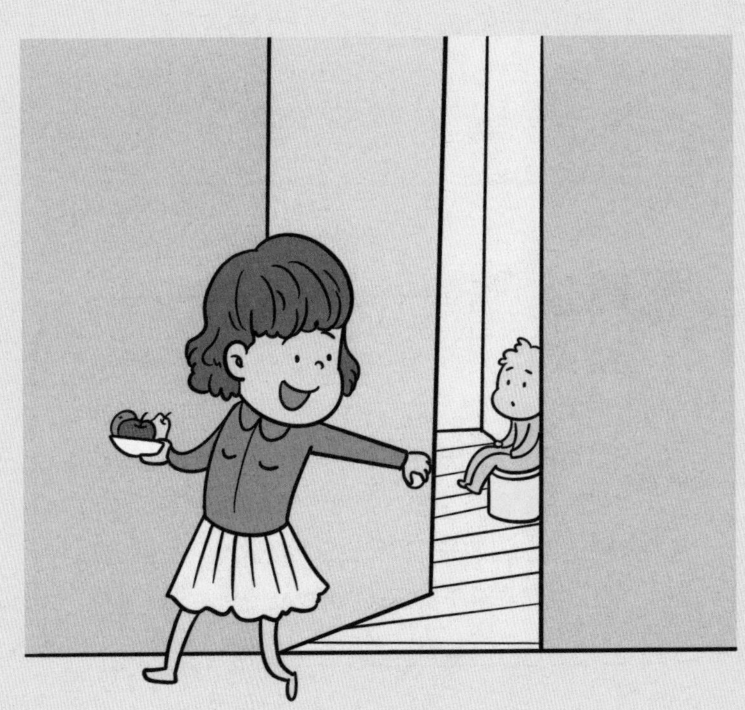

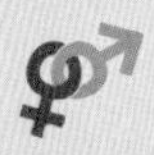

小场景大意义：

很多人认为家人之间没有隐私，所以不管是自己还是伴侣，在家上厕所都没有关门的习惯，也没有教孩子关门的意识。有时候甚至孩子上厕所关门了，父母还会开玩笑地说“在家你关什么门呀？”事实上，不论是在家还是在公共卫生间，上厕所关门都十分必要。出于对卫生和对他人影响的考虑，上厕所关门、开启排风扇，可以防止细菌和异味的传播，避免污染环境、对他人造成影响。就隐私保护的角度来说，教育孩子上厕所关门有助于其培养隐私意识。只有在家中养成关门、锁门的习惯，在公共场所中，孩子才能更好地保护自己的私密行为不被侵犯，也才有保护他人隐私的意识。这也对以后孩子心目中建立起边界意识有着重要意义。

场景课堂：

以身作则。父母在孩子面前上厕所，要知道关门。夫妻之间由于成年后长期亲密关系的建立，可能已经习惯了“坦诚相待”，无所谓是否关门如厕。但孩子仍然处于成长阶段，对社会规则和规范仍不熟悉。所以父母应在孩子成年前帮助其养成保护隐私、注意卫生的习惯。至少，父母应该在孩子在场时关上厕所门。

积极引导。在孩子上厕所时，父母应提醒其关门并告知原因：上厕所是私密行为，不应该让别人看到。同时上厕所会散发味道，如果不关门臭味会传出来污染外面的空气。公共场所还应提醒孩子锁门，以免有陌生人不知道里面有人，不小心推门进入。

制止错误行为。如果父母上厕所关上门，孩子还是执意偷看或进入，父母应明确拒绝并告知原因：上厕所是私密行为，关上门就是为了防止其他人进入，如果你有事可以在外面说，或者等我出去再说。你这样偷看会让我感到不舒服。

防止意外。提前告知孩子，即便关着门，如果上厕所遇到问题，可以随时喊父母帮忙。

错误认知：

- 父母在家如厕不关门，尤其当异性儿女也在家时；
- 父母在洗澡或如厕时让孩子进来递东西；
- 孩子上厕所时，父母不敲门就推门而入。

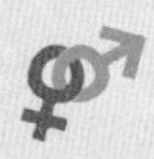

场景要点：

孩子和父母的身体隐私都需要被重视、被保护。要把孩子当成一个独立的“人”来看，不要因为他年龄小就不介意他的在场。父母在异性孩子面前旁若无人地如厕，会破坏孩子对于性别之间的边界认识、规则意识。长此以往，孩子在公共场所应对公共秩序时，可能会给其他人造成不适。

有时候大人在如厕或洗澡时会遇到突发情况，比如突然发现自己没拿浴巾、卫生巾，或者卫生纸短缺等。如果需要孩子帮忙递交，请尽量避免正面身体暴露，应让孩子放到其他可以触及的地方。

家庭是缩小版的社会，在家培养的习惯会影响孩子在社会中的行为。在所有场合都做到遵守社会规范和规则，才能保证孩子在公共场所做一个得体的人。

外出如厕：性别规则与教养

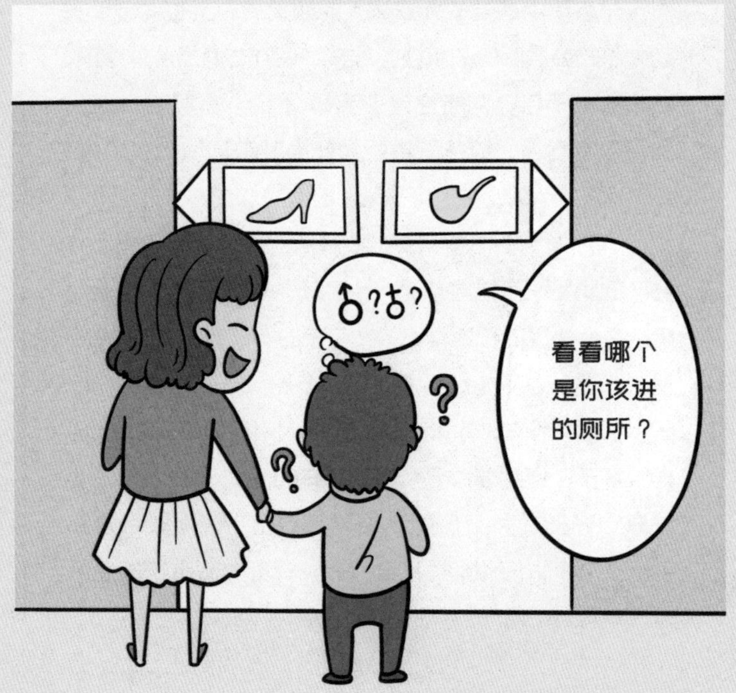

小场景大意义：

教孩子认识男女厕所并遵守相关规则十分重要，这是培养规则意识和尊重意识的良好契机。但孩子的认识程度有限，不懂为什么公共场合上厕所要分开，不知道在公共厕所大小便有什么规矩。父母在这件事上不能着急，要循序渐进地教孩子认识厕所标识和规则。

场景课堂：

认识厕所标识。在孩子有明确的自我性别认定，并能区分生活中遇到的大多数人的性别后，家长就可以利用外出上公共厕所的机会，教孩子识别公共厕所的标识，然后让孩子自己判断应该去哪间厕所。在讲解标识时，父母应有耐心，给孩子说明为什么某个标识代表“男”或“女”，尽量让孩子真正理解标识的含义。

介绍规则。男孩和女孩上厕所的方式不同，也都有自己的隐私，所以应该分开上厕所。如果男孩去了女厕所，是没礼貌的和不合适的，里面的女孩会感觉被冒犯，反之亦然。进了公共厕所后，人多时应该排队，不能插队，不能盯着看别人大小便。自己大小便时应该先关门，再脱裤子，便后要冲厕所，用过的纸要扔进垃圾筐。要注意穿好裤子并整理好之后再开门出来，出来后要洗手……这个讲解和指导的全过程，最好由跟孩子同性的大人一同来完成。

错误认知：

- 每次都直接告诉孩子应该去哪间厕所；
- 用简单的刻板性别印象解释厕所标识，如男生穿裤子，女生穿裙子，所以穿裤子的人进那间厕所；
- 只讲解如何选厕所，不介绍公共厕所的使用规范。

场景要点：

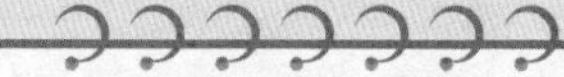

常见的公共厕所标识品种繁多，应引导孩子自己分析图像，选择适合自己的厕所，以免走错。

公共厕所的如厕规则中，最重要的一条就是“不让他人不舒服”。这既是一种教养，也是未来处理亲密关系和友情亲情时的重要原则，家长们要有意识地让孩子从本场景中学起。

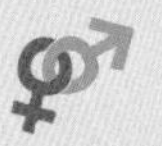

男孩玩弄小鸡鸡：不是你想的那样

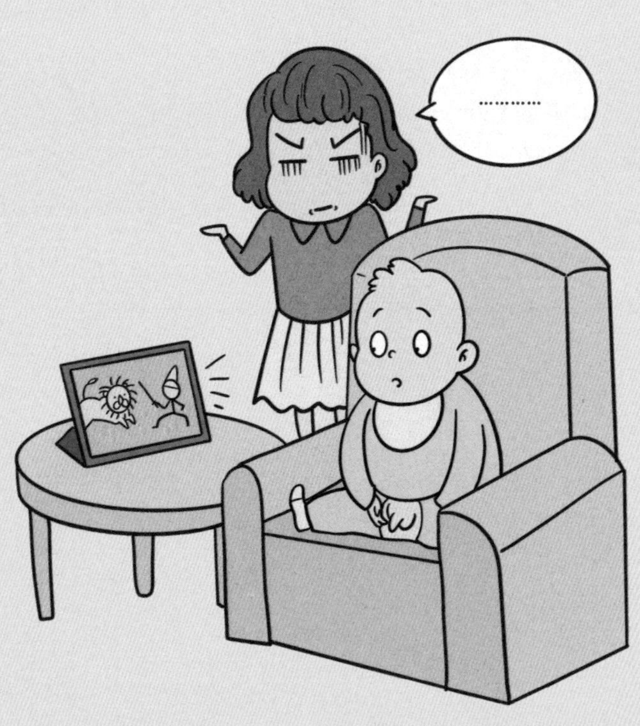

小场景大意义：

孩子小的时候，出于探索的目的，可能会去触摸自己的身体部位，包括生殖器官。男孩子多在 1 ~ 3 岁（可持续到 5 岁或更大），会在看动画片时、无聊时、紧张时等，有意无意地触摸、玩弄自己的阴茎。其实，1 ~ 3 岁的小男孩对于阴茎的认识是和鼻子、手指、脚趾差不多的，只是身体的一部分，如果穿开裆裤的话玩起来就更方便。也许他会无意中发现触碰阴茎时，会有特殊的，甚至舒服的感觉，并因此多次尝试。这是非常自然和正常的现象，不是性早熟，更不是为满足性欲而进行的自慰。处理这个问题，要是家长们上纲上线、小题大做甚至打骂孩子，将会给孩子的自尊心、自信心带来巨大伤害。

场景课堂：

确认无病变。大多数儿童触摸自己的生殖器官都是正常的，但也不能排除有个别孩子是因为内裤不干净、阴茎阴囊瘙痒、龟头包皮发炎等而频繁触摸。父母应多观察孩子，排除相关病症。

讲理。找一个安静而私密的场合，严肃而温柔地告诉孩子，如果要触摸生殖器官或其他涉及隐私的身体部

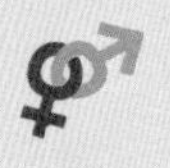

位，需要保证手部清洁，并在私密场所进行。保护隐私，但不要反反复复说，更不能当众说。

尽量不穿开裆裤。小男孩穿开裆裤虽然方便，但也有很多问题，一是容易接触病菌，二是让孩子丧失隐私意识。孩子的自主如厕训练最好和告别开裆裤同步进行。

转移注意力。人类的大脑很奇怪，当被告知“不许去想一只蓝色的鸟”时，立马就会想象出一只蓝色的鸟。所以父母不应反复说：“不许玩弄小鸡鸡！”而应用转移注意力的方法，多陪伴孩子，多进行一些别的活动，如一起玩游戏、画画、去户外跑跑跳跳等。

错误认知：

- 污名化触摸生殖器的行为；
- 斥责、嘲笑孩子；
- 当众训斥，不在乎孩子的隐私和自尊心。

场景要点：

很多父母看到儿子玩弄阴茎阴囊时都很焦虑，这是因为成年人本能地把这种行为和性欲联系在一起。而实际上婴幼儿期、学龄前的孩子距离为满足性欲而进行的自慰行为还很远，观察到类似行为时，父母首先应主动了解孩子的卫生与健康状况，其次在孩子稍大一些能进行初步语言交流时，逐渐引导其建立对隐私和自我保护的理解。因为说到底，青春期以前的孩子玩弄自己的私处，大多只是出于好奇、无聊和无意识，是对自己身体所做的探索。

父母如何对待这个问题很重要，因为父母处理问题的态度往往会影响孩子未来对性器官和对性的认识。斥责、辱骂、嘲笑可能会让孩子的潜意识认为性器官是不好的，对自己性器官的触摸是一种肮脏、下流的行为，甚至产生负面印象或者逆反心理。

因此，父母应该尊重孩子的身心发展规律，收起“玻璃心”，用科学的方法进行引导，用尊重和关爱来呵护孩子的内心，帮助孩子形成对身体和性的积极正面的认识，建立对父母的信赖。

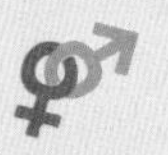

女孩夹腿：孩子学坏了吗

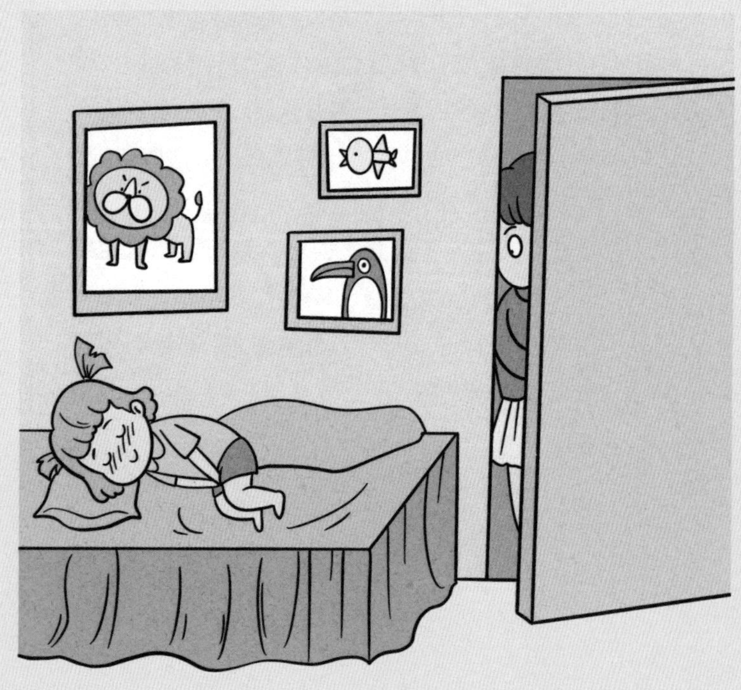

小场景大意义：

女孩“夹腿”，是因为这样做可以刺激到女性的阴蒂，带来独特的、放松的、舒服的感觉，但“夹腿”不仅仅是指夹紧双腿，常见的动作还有夹被子、夹枕头等，这里统一用夹腿来指代。夹腿这个行为其实出现得非常早，胎儿、婴儿、幼儿阶段都可能出现，有些是有意识的，有些是无意识的。无论哪种情况，这都是正常的生理现象。0～6 岁小女孩夹腿，通常是对身体的好奇和探索，并不是生病或者以满足性欲为目的的自慰，更不是孩子学坏了。对此，父母要科学看待，正面引导，若横加指责或者上纲上线，可能会让孩子对自己失望、产生厌弃情绪，甚至影响到将来对性的认知。

场景课堂：

科学认知。夹腿的行为常见于青春期及青春期到期的女孩中。这不是因为青春期后的孩子就没有了让自己舒服的需求和行为，而是因为她们发现了效果更好的方式，也进行得越来越隐蔽。0～6 岁这个阶段的小女孩，大都是因为偶然发现了夹腿的特殊感觉后，在好奇、无聊、紧张、孤独等情况下下意识地进行的行为，与性欲和性冲动无关，更不是学坏了。

解决问题。其实，父母更应担心的不是孩子出现了夹腿行为，而是夹腿的频率。如果孩子夹腿的频率过高，甚至每天睡前都夹腿，父母就应该好好了解一下孩子是不是缺少陪伴，缺乏感兴趣的游戏，或者遇到了什么事情让她感到紧张、焦虑，又或是生活过于空虚、无聊……当孩子的生活中有其他事情占据其时间，且心情愉悦时，夹腿的频率自然就降低了。

引导和交流。还不会说话的婴幼儿，父母可以用做游戏、换宽松的衣裤、读故事……来转移注意力。大一些的女孩，为了维护孩子的自尊心，父母可以先默默离开，过后寻找合适的时机跟孩子聊聊。说的时候最好不要说“我看到了你在……”而可以说“小女孩慢慢长大，可能会发现身体的有个地方很特别，碰到了会有奇怪的感觉。那个部位叫作阴蒂（如感觉难以开口也可以先用当地方言或其他昵称代替，但学界建议直接教孩子认知器官的科学名词，确保以后在遇到伤病、伤害时，孩子能准确描述），它很敏感、脆弱，容易受伤和生病。所以为了保护它，最好不要经常去碰它，尤其不能用脏手、脏东西去接触它，在触碰的时候，也要保证在私密空间进行。”

社会层面的指导。要教导孩子，阴部是隐私部位，只能在家和爸爸妈妈谈论，或者跟医生谈论，不能在公众场合谈论和触碰（触碰自己和其他女孩都不可以，也不能让别人触碰）。如果在人多的地方，因为不舒服而一定要跟爸爸妈妈提及身体的这个部位，可以对着爸爸妈妈的耳朵悄悄地说。夹腿这件事，也不要在公共场所，如幼儿园午睡时（或家以外的任何地方）做和说，否则会让别人不舒服，也可能会让自己受到伤害。

错误认知：

- 认为女生自慰是羞耻的行为；
- 在看到孩子夹腿时，当场制止；
- 只有对行为本身的解释，而忽略了社会层面的引导。

场景要点：

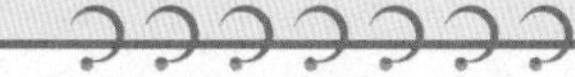

国外相关机构做过一项研究，调查父母是否希望自己的孩子对“自慰”这件事持积极的态度。结果发现，男孩的父母中接近一半的人选择“希望”，而只有三分之一的女孩父母，希望女儿对自慰持积极的态度。

其实，适当的自慰是自然现象，男女一样，不需要被治疗，也不需要戒断。父母积极、客观的态度会帮助孩子正面看待性。如果不小心看到孩子夹腿，默默离开假装没看到就好，不要当场打断孩子或故意发出动静让其停止。强行打断可能会让孩子感到被冒犯或隐私被窥探，也有可能影响孩子与父母的关系。

总之，性器官、自慰，都不是肮脏或者罪恶的。在本场景中，父母应做的不是严防死守夹腿这件事的发生，而是引导孩子科学认知，保护好自己和他人。

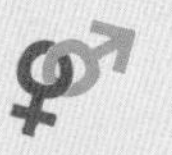

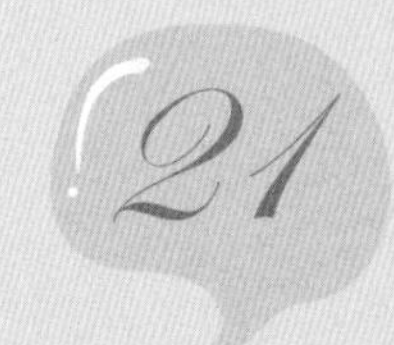

小鸡鸡立起来了：到底是不是性早熟

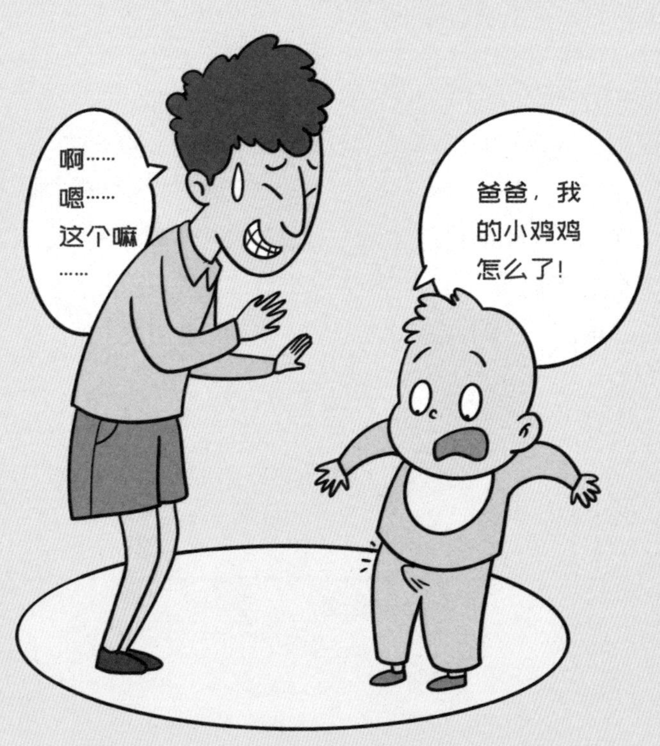

小场景大意义：

“妈妈！爸爸！我的小鸡鸡怎么了？！”

没错，这就是孩子发现自己“勃起”时的反应，虽然他还不知道勃起这个词。这样的画面是否让父母们尴尬和手足无措？其实大可不必。男性从出生到老年，每天的生活中时不时地就会出现勃起，就连几个月大的男宝宝也会。家长反应过度和讳莫如深，都可能让孩子对生殖器和自己的身体产生负面看法。

场景课堂：

了解男性生理知识。有些人看到男孩阴茎勃起就精神紧张，认为孩子是想到了“不该想的事情”。实际上，0 ~ 6 岁的男宝宝勃起，通常既不会是身体有异常，更不是性早熟、学坏了。只要没有红肿异常和不舒服，可能就是宝宝想尿尿了，或者动来动去时被纸尿裤、内裤摩擦引起的，再就是生理性勃起，即紧张、激动或受到惊吓、面临压力时引起的勃起。真正意义上的性刺激引起的勃起，通常要到孩子青春期或青春期前期时才会发生。而即便是到了那会儿，孩子长大了，会因为产生性幻想而勃起，也是自然现象，无须过度担忧。

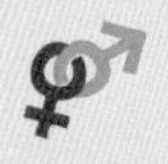

主动与孩子交流。许多男孩在第一次发现自己阴茎勃起后感到十分恐慌，觉得阴茎不可控、不听话，是身体奇怪的一部分，或认为自己生病了。如果此时孩子主动找父母询问，那自然最好；而如果孩子回避，或当时的时机不合适，父母则要主动再找适宜的机会与孩子交流，以免让他持续感到疑惑，或因向其他人询问而带来潜在的、未知的危险。在这个问题上，父母跟孩子交流的方法很简单，比如说："男孩子慢慢长大，可能会发现自己的身体有一些变化，比如阴茎有时候可能会变硬，但是一会儿又下去了。这是正常的，是你长大的表现，不用特殊关注。"

处理办法。学龄前的小男孩阴茎勃起后，如果没有持续的刺激，大多会自行消退，无须做什么来抑制它。如果在公共场合勃起，感到尴尬，可以用书包或别的东西遮挡一下，或离开公共场所，或做点其他事情而转移自己的注意力。另外，要告诉孩子，这是隐私部位，不要当着别人的面触摸，也不要触摸别人的阴茎，还有不要在公共场合大声讨论这件事，这都是不礼貌和不安全的。

鼓励孩子积极交流。孩子可能不愿意和父母讨论自己的隐私部位，这是自我保护意识强的表现。但父母要提醒孩子，如果隐私部位感到不舒服，一定要及时跟爸爸妈妈说，不要忍着。父母和医生是值得信赖的人，可以帮忙解决问题。

错误认知：

- 看到孩子阴茎勃起时，父母面部表情和肢体语言强烈，大喊大叫或面露笑意；
- 脱下孩子裤子紧张地“检查”。

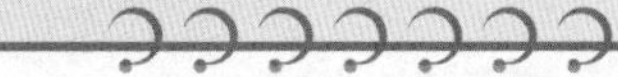

场景要点：

0 ~ 6 岁男孩的阴茎勃起是正常生理现象，一般与性无关，家长也不要过分担心孩子性早熟。性早熟的主要特征是第二性征提前发育，比如在青春期时长体毛、喉结等。

家长应对本场景时，应温柔而冷静，做到心中有知识，脸上有控制，有问必有答。因为孩子对事物的认知，很大程度上受到成年人的影响。家长如果表现出惊恐、害羞、愤怒、嫌弃……会让孩子对自己的生殖器产生负面印象。没有特殊情况，尽量不要让孩子脱下裤子接受检查，这可能会让孩子感到不适，也不利于其培养隐私意识。

父母对性的态度会影响到孩子对性的态度。性是人生中非常重要的部分，从小树立积极正面的性观念，会让孩子将来对自己和他人更加负责。

往生殖器塞东西：一次都不能发生

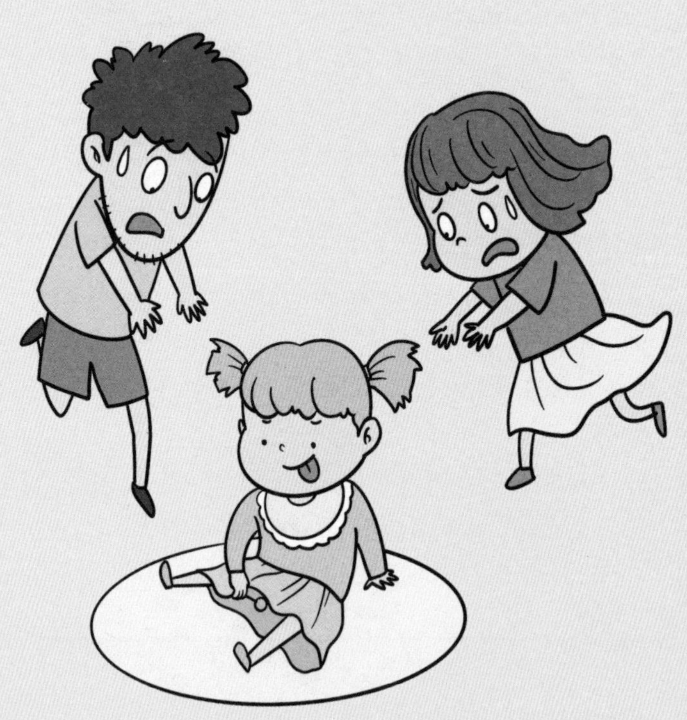

小场景大意义：

前面我们讲到了有些男孩会触摸自己的阴茎，女孩会触摸自己的阴户，或者有夹腿的行为。这些行为从根本上说都是正常的，只要科学引导就好。但有一种接触生殖器官的行为是一次都不能出现的——往生殖器孔洞里放异物。这种行为可能对身体造成严重的损伤，在发现这样的行为之前就要提前教育、预防。如果发生了，一定要及时处理，必要时前往医院就医。

场景课堂：

理论学习。爸爸妈妈们应该知道，3 岁以下的孩子仍然对自己的身体处于探索阶段，他们既不清楚每个器官的作用和塞入异物之后有什么危害，又恰好处于对孔洞和空间特别好奇的时期，因此就可能会在好奇心的驱使下试探性地将异物塞入自己的生殖器官。而 4 ~ 6 岁的孩子，有的可能已经发现了触摸生殖器官会带来特殊的感觉，就会借用一些“道具”来辅助。因此说到底，孩子们往生殖器放入异物的行为，在某种程度上是与孩子的生理发育规律相符合的。

严防死守。1 ~ 2 岁的孩子很多还不太会说话，也不怎么能听懂道理，而恰恰这个年纪的孩子喜欢研究

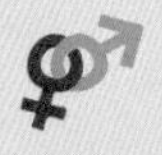

“洞洞”，比如抠洞洞、填洞洞、往洞洞里塞东西再拿出来，拿各种东西试探各种洞洞有多深……这就要求监护人保持警惕，随时排查孩子周围的潜在危险因素（插座孔洞、高压锅阀门孔洞、电器孔洞等），尽量不给孩子穿开裆裤，不让孩子光着屁股玩，在孩子练习精细操作、玩弄细小玩具时，确保大人全程在场。

立刻制止。如果看到孩子正在尝试将异物放入身体，父母应及时制止，并立刻告诫孩子这样做的危险。不要让孩子形成侥幸心理，认为在洞洞旁边蹭一蹭没关系，或者父母没有制止就可以被允许。大一些的孩子，父母要结合绘本、图画等，让孩子理解这样做对身体的伤害性。

及时就医。如果孩子误将异物塞入生殖器官或排泄器官，应及时寻求专业医生的帮助。

错误认知：

- 因为不好意思而不提醒孩子；
- 大人等异物已经放进去了才制止孩子；
- 开黄色玩笑。

场景要点：

父母对待危险行为的坚决态度十分重要。父母严厉的表情、坚定的语言、及时的反应都会让孩子知道“我做了一件不对的事情”。这样的震慑在威胁健康和安全的特殊的情境下很有必要。有些父母可能会觉得提起生殖器官不好意思，所以只告诉孩子不要将异物放到耳朵、鼻子里，而不说不要放在尿道、阴道里。孩子举一反三的能力还没有那么强，父母如果不直接告知其不能做什么，都会被理解为“可以做”。所以，教育中一定要注意细节。

另外，有些成年人在聚会的时候，会拿“黄瓜”和“香蕉”这种与生殖器官形状相近的东西开女性的玩笑。这不仅是对女性的侮辱和冒犯，更是对在场孩子的错误引导。有些孩子正是因为听到了大人开的玩笑，才试图模仿、猎奇，例如将长条状物体塞入自己的阴道中。

任何人的触碰都可以拒绝：勇敢说“不”

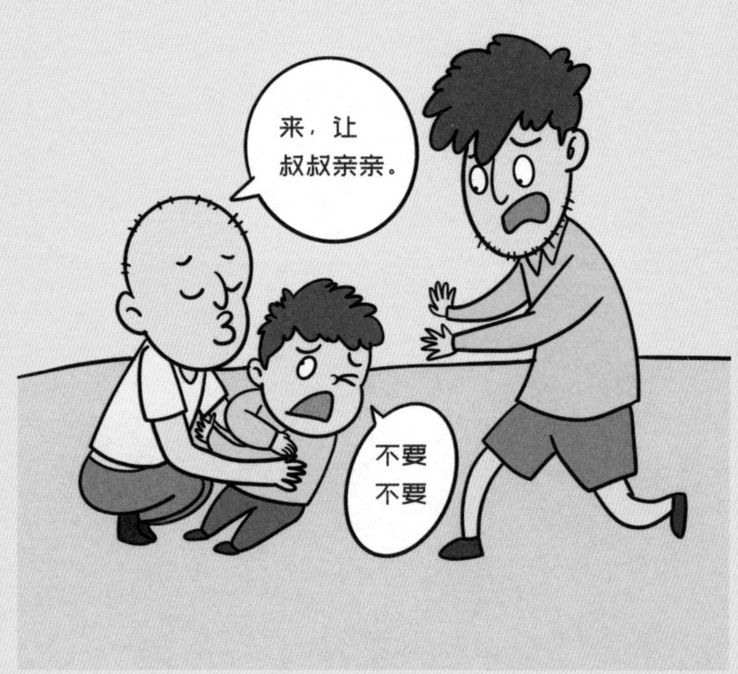

小场景大意义：

很多父母十分苦恼，平时教了孩子要拒绝不舒服的触摸，也培养了孩子保护自己的意识，但家里总有某个亲戚总是忍不住打破规则：动不动就去抱孩子、亲孩子的脸蛋、拍孩子的屁股……孩子在这种情况下总是很纠结，明明是不太舒服的接触，却因为是亲戚不好拒绝。本场景非常重要，应利用好这个契机告诉孩子，你可以拒绝任何人的触摸，不管这个人是长辈还是老师，是大人还是小孩。这也是孩子未来拒绝不喜欢的交际、不喜欢的对象的提前演练。很多人长大后不会拒绝，就是因为小时候父母过分鼓励其“尊重他人”，而忽视了尊重自己的感受。勇敢说“不”、礼貌说“不”，是一个重要的人生技能，也有助于孩子保护自己。

场景课堂：

观察孩子的反应。父母应该时常关注孩子对他人触碰的反应。如果孩子不介意家人的一般性身体接触，比如摸摸头、搂搂肩膀，则可以不进行干预。如果孩子明显表露出不情愿被触摸的肢体语言，父母则应该及时出面帮孩子解围。0 ~ 3 岁的孩子还没建立良好的表达能力，但可能通过哭泣、闪躲等方式表达不愉悦，4 ~ 6 岁的孩子也有可能碍于与长辈的关系而不好意思直接拒绝，

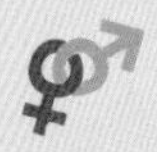

不知道怎么拒绝。这种情况下，父母应该注意察言观色，承担起帮助孩子的作用。

支持孩子拒绝。当孩子露出了不适的表情，闪躲的肢体语言，但没有及时拒绝，父母可以在事后和孩子沟通："你当时感觉怎么样？为什么没有说出来你不喜欢？做个有礼貌的孩子很好，但你自己的安全和开心是最重要的，下次再有人摸你让你不舒服，你应该立刻说'我不喜欢你这样'然后走开，剩下的事爸爸妈妈帮你处理。"

与家人沟通。有的人对孩子的个体意识关注不够，所以当他们想对孩子表达爱意的时候，可能会采取自己喜欢的方式而忽略了孩子是否愿意、喜欢。比如一些人会喜欢拍小朋友的屁股、亲吻小朋友、捏小朋友的脸蛋等。父母有必要在私下与这样做的亲戚朋友沟通一下，希望他们在进行肢体接触前询问孩子和父母的想法，尊重孩子的意愿。

错误认知：

- 对孩子说："稀罕你才摸你呢！"
- 认为孩子还小，什么都不懂。
- 父母对不同的人说不同的话，如一边让孩子拒绝，一边跟长辈说："没事，不要理他。"

场景要点：

首先，孩子是独立的个体，不管什么年纪，我们都要像尊重大人一样尊重他（她）。要知道，很多性侵都是源于施暴者把一切肢体接触都包装成爱的表现，因此千万不能给孩子传递“别人摸你都是因为喜欢你”的观念。而且，可以拒绝的触碰并不仅限于亲密的触碰，拍拍肩、捏捏手之类的一般接触，只要孩子不喜欢，不舒服，都可以拒绝也应该拒绝。

其次，父母的教育理念和原则应始终如一，不要对孩子说的时候是“宝贝你不喜欢阿姨摸你的脸，就说出来”，下一秒钟又对阿姨说“小孩子不懂事，别介意”。当着孩子的面，家长一定不能两副面孔。

父母是孩子最坚强的后盾，是孩子内心最深处的力量源泉。在本场景中，父母做好了对孩子的认知引领和处理指导，将会给孩子处理未来的人际关系、亲密关系打下良好的基础。

24

如果妈妈不得不带儿子进女厕所：应做和能做的

来，小朋友，爷爷带你进男厕。
妈妈在外面等你哦。

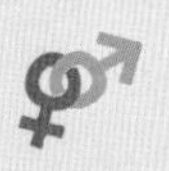

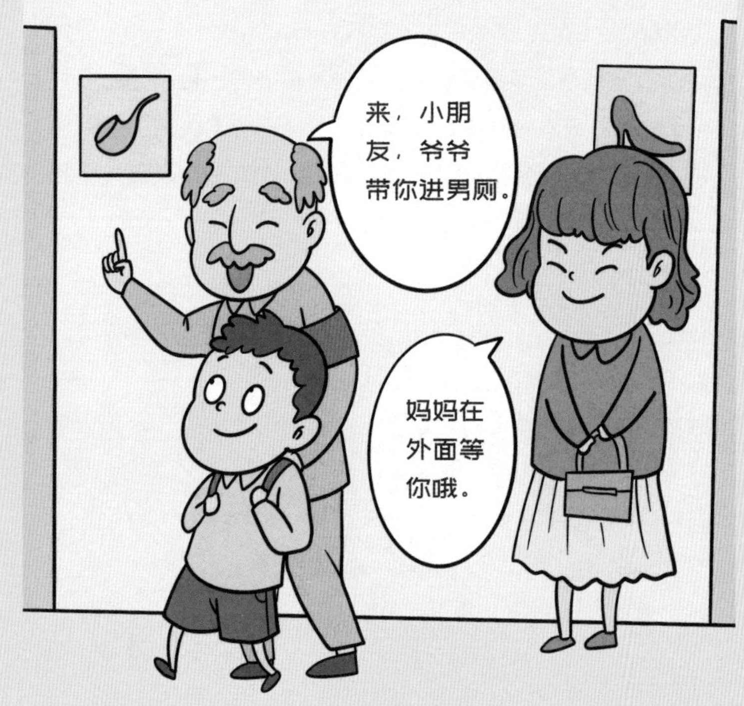

小场景大意义：

近些年，“如何看待妈妈带男童进女厕”“男孩竟然进女更衣室”等话题屡屡登上网络热搜，掀起了大家对厕所与规则的讨论。尽管男童进女厕有时会让卫生间内的其他女性感到不适，但这样的行为也有可能是妈妈的无奈之举。其发生原因可能为父亲在养育中的缺位、基础设施不完善等。彻底解决这个问题比较难，但我们在生活中遇到这个场景时，应尽可能地照顾他人的感受并引导孩子正确认知。

场景课堂：

让孩子意识到公序良俗的重要性。公序良俗是指人的行为应当遵守公共秩序，符合善良风俗，不得违反国家的公共秩序和社会的一般道德。孩子也要遵守公序良俗，不然小事会引起他人的厌恶和不适，大事甚至可能触犯法律。社会大众对孩子进异性厕所和浴室的容忍年纪，在 3 岁左右。妈妈在带儿子进女厕所时，除了对孩子负责外，也应该切身为社会秩序和他人的感受考虑。妈妈在面临现实窘境时，可从以下几个方面来具体处理。

让孩子父亲更多地参与养育。很多时候，妈妈不得不带男童进女厕，是因为爸爸没有跟着孩子一起去商场、公园等场所。这就使得妈妈们自己想上厕所或孩子想上厕所时，不得不将其带入女卫生间。这种情况下，父亲应更多承担养育责任，陪伴或单独带领儿子出门。

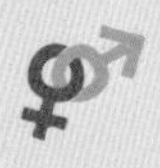

寻找特殊卫生间。如果妈妈单独带儿子或爸爸单独带女儿时有如厕需求，可以首先寻找家庭卫生间、无障碍卫生间等单独空间，以降低对其他人的影响。

相信孩子。很多父母之所以不让自己的孩子自己上公共卫生间，是担心他不能独立如厕。事实上，如果在家中和幼儿园中教会孩子自己上厕所、清洁，并由同性亲属带着上几次，孩子基本都可以掌握自己上厕所。在带孩子进异性厕所之前，可以先想想是孩子真的缺乏这个能力，还是父母过度担心。

委托他人。如果妈妈不放心儿子自己如厕，可以委托给一位保洁人员或商场工作人员，让其带着孩子进去上厕所，自己在外面等待。

礼貌对待厕所中的其他女性。女性如厕时需要自己的隐私得到保护，有男孩进入女厕所难免让一些女性感到不适。如果妈妈不得不带儿子进女厕所，可以拉着男孩的手不让其乱跑，并向其他女性致以歉意。相信说句“不好意思”，稍加解释自己的特殊情况，大多数人可以理解。

以身作则。如果妈妈不得不带儿子进女厕，应按规则排队，并在如厕时关好门，一方面保护孩子的隐私，另一方面保护其他女性的隐私。

提前教育。如果妈妈不得不带儿子进女厕，也应提前给孩子解释为什么这样做：你应该去男厕所，但妈妈害怕你自己上厕所遇到问题或者坏人，所以这次特殊情况带你进一次女厕。并且，妈妈应该提前告知孩子在女厕内应该怎样表现：不能盯着别人看、大声喧哗，要尊重其他姐姐和阿姨，上完厕所赶紧出去等。

错误认知：

- 认为妈妈带男童进女厕是理所应当的；
- 不仅带孩子进异性厕所，还在非坑位内如厕，如在洗手池、下水道等位置；
- 没有预先教会孩子使用公厕的规矩。

场景要点：

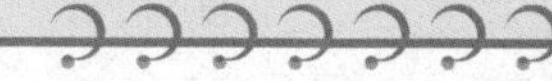

可以理解妈妈带男童进女厕是无奈之举，但这件事的各个环节其实都有完善空间。我们应该时刻注意自己和孩子的行为对公众的影响。本场景如果做好了，会对孩子的公德心培养、个人素质提高和隐私保护，都起到积极作用。

去上幼儿园：爱不意味着永不分离

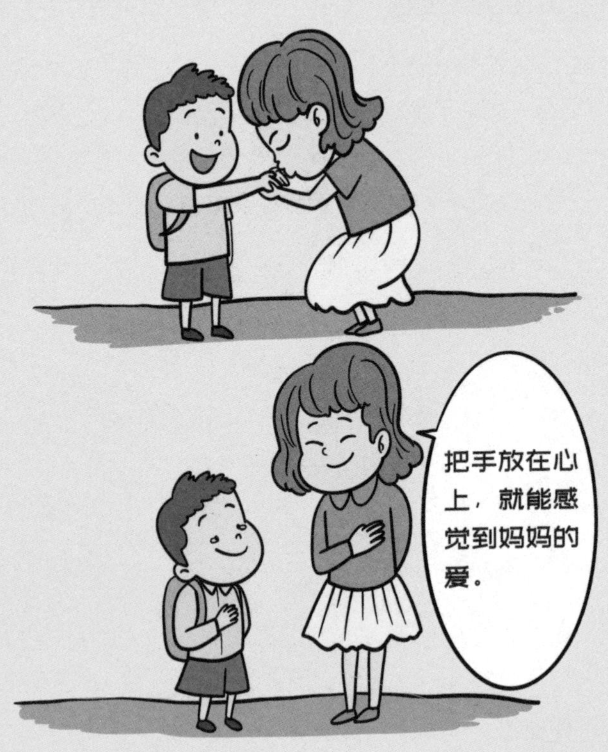

小场景大意义：

上幼儿园，对于大多数孩子来说，是人生中第一次离开家庭，融入集体的经历。这无疑是困难的，甚至是痛苦的，孩子哭闹在所难免，有的大人也会流泪。本场景处理不当，会给孩子身心带来负面影响，敏感的孩子会因为这种分离焦虑而频繁生病，性格改变，甚至产生阴影，影响未来对人的信任和对亲密关系的处理。

场景课堂：

生活训练。在孩子即将入园时，父母们一定要提前给孩子做好生活训练，包括自己吃饭喝水、自己如厕、自己穿脱衣服鞋袜、自己入睡……这些能做到的话，会很大程度上减轻入园痛苦，缩短适应期。

园所介绍。爸爸妈妈要在孩子状态适宜、环境适宜的时候，一点一点地向孩子介绍幼儿园的作息、环境、乐趣，可以辅以绘本、动画来说明，还要尝试建立初步的时间认知，让孩子知道爸爸妈妈什么时候会来接他回家。

心理建设。爸爸妈妈要提前说，反复地说，让孩子知道入园是快乐的事，不是惩罚，跟父母只是暂时的分离，爸爸妈妈的爱会永远在。第一天入园的路上，送孩子的人最好有一些仪式性的行为，比如在孩子的手心亲一下，让他把手放在心脏的位置，告诉孩子，这是爸爸妈妈（或姥姥、姥爷、爷爷、奶奶）的爱，把小手放在心上就能感觉到家人的爱。再有就是家长的态度要温柔而坚定，不能因为孩子哭闹就心软带回家，更不能冷漠粗暴地对待孩子的情绪。

错误认知：

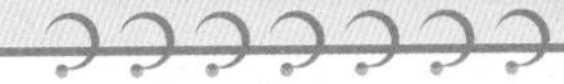

- 欺骗、隐瞒孩子，一味强调幼儿园有各种好吃好玩的，却不告知孩子即将面临的分离；
- 恐吓孩子，让孩子觉得是因为自己不乖，所以才被扔进幼儿园；
- 在入园前缺乏跟孩子的沟通，缺乏对孩子基本生活能力的训练，让孩子毫无准备地入园。

场景要点：

入园是大多数孩子人生中的第一次亲子分离，需要克服的心理生理困难很多，大人和孩子都需要充分准备。

成功的入园，会让孩子第一次体会到爱的另一种重要形式：距离。不同于婴幼儿时期的母婴一体，形影不离，孩子最终会切实地体会到这种距离是爸爸妈妈给自己的一份大礼，让自己理解了什么是自信、独立，让自己学着信任他人，探索世界，发展属于自己的交际圈。这对于孩子未来在亲密关系中理解边界、划定边界，建立信任，都有着重要意义。

亲子有暗号：“好秘密”的重要性

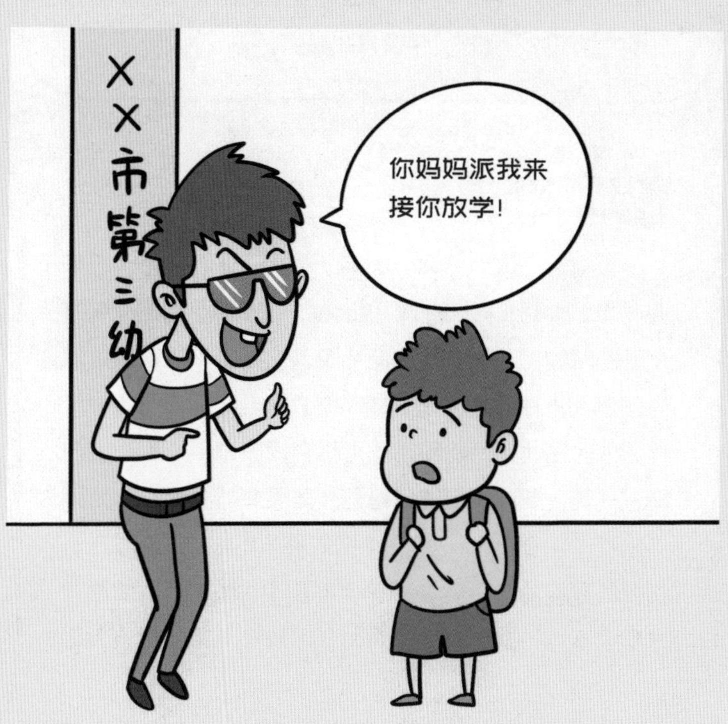

小场景大意义：

幼儿园放学后、逛商场的时候……爸爸妈妈总是担心孩子被坏人拐走。这样的担心是十分有必要的。社会环境繁杂，即便提前告诉孩子“不要跟陌生人走”，孩子还有可能被坏人的糖衣炮弹吸引，或是被花言巧语迷惑。比如有些人会用这样的话来诱骗孩子：“我是你妈妈的同事，她今天工作忙，让我来接你。我知道你妈妈叫什么（这样的信息很好获得）。跟我走吧。”所以，与孩子定一个只有亲子间知道的暗号，是一个可以用来防拐骗的好主意，也有助于孩子理解什么是“好秘密”，并在此基础上体会“边界”意识，学会自我保护。

场景课堂：

设立亲子暗号。举一个例子：有一位妈妈和儿子都喜欢看动画电影《龙猫》，里面有一段是说小梅的凉鞋被发现在河里，大家以为她淹死了，让姐姐来认鞋，姐姐说：“不是小梅的鞋。”这时捧着鞋的邻居老奶奶长出一口气，瘫软在地。妈妈和儿子觉得台词表情很好玩，常演绎这一幕，渐渐也就成了暗号。如果有陌生人去幼儿园接儿子，儿子就问：“这是小梅的鞋子吗？”如果对方是妈妈派去接他的，就会回答“不是小梅的鞋”。如果对方反应不对，就是暗号没对上，那孩子无论如何不会跟这个人走，而且会立刻寻求老师的帮助。但一定要注意，这个暗号应该是私密的，是只有爸爸妈妈和孩子知道的“小秘密”。

解释与演练。在孩子的认知水平能够理解“秘密”这个概念后，家长要设法跟孩子说清“暗号”是只有爸爸妈妈（或每天接孩子的其他人）才知道的，才能谈论的，除此之外跟其他任何人都不能提起。然后可以找邻居、朋友、亲戚等来一次预演，确保孩子理解和掌握之后，要进行奖励和夸赞。

求助指导。如果来幼儿园接孩子的人没有对上暗号，该怎么办？要告诉孩子：立刻大声呼叫老师。

错误认知：

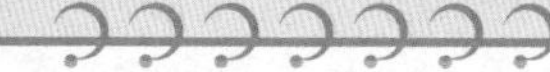

- 把坏人过分具象化，如告诉孩子，坏人是“高大的叔叔”；
- 拿暗号当玩笑、谈资，当众分享。

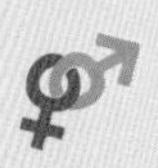

场景要点:

被坏人拐骗确实是很多爸爸妈妈担心的事情，也确实很危险，但在和孩子交流的时候，不要一味地用“不认识的坏人”“坏叔叔”“坏奶奶”……坏人不一定是陌生人，也不一定是男性、老人……把坏人具象化可能会导致孩子的理解偏差，或者对公共场所和陌生人产生普遍的恐惧，进而丧失安全感。

一旦制定了一个暗号，就要认真、严肃地对待。不要在公共场合，比如朋友聚会的场所公开谈论你们的暗号，也不要在生活中经常把暗号挂在嘴边。适当和孩子练习是必要的，但不要让孩子觉得暗号是可以分享的“游戏”。

设立暗号一方面是防止孩子被拐骗的小方法，另一方面也是培养“秘密”意识的好机会。有些好秘密是可以保守的，比如暗号就是爸爸妈妈和孩子之间的“秘密”。有些坏秘密是不能保守的，比如，如果有陌生人触碰了你的身体，或者给了你东西，你要及时跟信任的人说。理解了“好秘密和坏秘密的区别”之后，孩子的自我保护意识会上一个台阶。

陌生人的东西：不是一切喜欢的东西都能占有

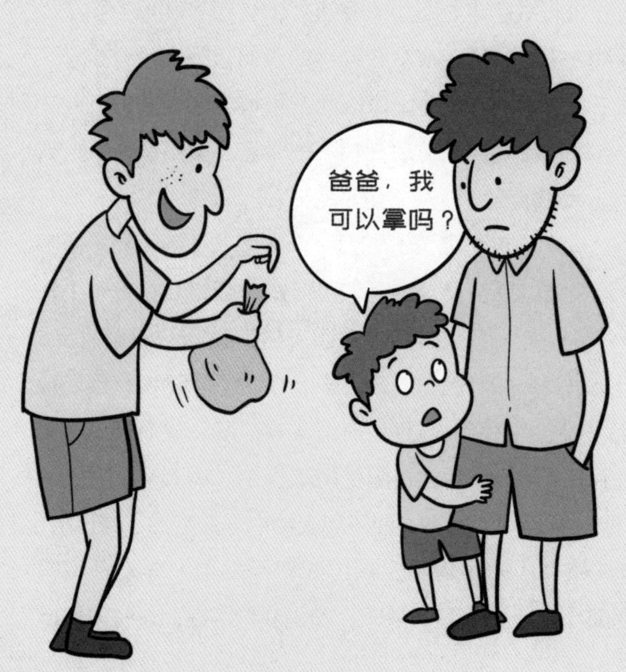

小场景大意义：

许多爸爸妈妈都知道，告诉孩子“陌生人的东西不能拿”的重要性。更多人的出发点可能是安全问题。实际上，这件事涉及了个人“边界感”和“占有欲”的问题。小时候建立好边界感，了解自己的需求，学会自我控制和拒绝，未来成年后在处理爱情、友情、亲情等关系时，就能更加从容、笃定。

场景课堂：

带着孩子走在街上，是否经常会遇到利用给孩子送糖、送玩具的机会派发各种小广告的营销人员？孩子天真无邪，伸手就拿，父母因此就不得不耐着性子听营销人员的一番宣传，随后在加不加微信、留不留联系方式之间原地尬笑。

其实，这个场景不失为一个教育孩子不轻易接受陌生人馈赠的好机会。家长们可以在场景过后，找一个跟孩子单独在一起的、不被打扰的时机，进行以下谈话。

自我保护。首先告诉孩子，陌生人的礼物不应该拿。虽然世界很美好，但是也有大灰狼，况且我们身边的坏人还不像大灰狼那样一眼就能认出来。坏人可以是任何长相，任何年纪的人。要是坏人给你送好吃的、好玩的，有可能会让你中毒、生病，或把你拐跑。今天是妈妈（爸爸）在身边，没有危险，要是我们不在，只有你独自一人，千万不能接受陌生人给的任何东西。如果陌生人给了你东西，你可以礼貌地拒绝，比如说：谢谢您，我不需要。而且，就算是爸爸妈妈在身边，你也应该先问问我们可不可以接受别人的礼物，而不是伸手就去拿。

明确自己的边界。边界感指清楚地知道自己的感受、想法和行为，并保护自己不受别人控制。在基于本场景的教育中，父母应告诉孩子，小的时候，不管自己想要什么吃的玩的用的，都应该从家里或者幼儿园，通过向父母和老师索要而得到，长大以后则要通过自己的劳动来得到。不贪图不属于自己的东西，这是基本的原则。

学习判断和拒绝。告诉孩子，当你面对一个选择时，感觉不应该、不舒服、不合适，你就应该有礼貌地拒绝。可以说："谢谢你，但是我不需要，我不想这样。对不起！"并且在理论之外，应该给孩子足够的选择和拒绝的机会，让孩子在家长的监护下自己去处理类似的情景。通过独立做主、独立解决问题，逐渐引导孩子建立边界感。当孩子知道自己想要什么、不想要什么的时候，即可以自然、勇敢地拒绝陌生人的"好意"。

了解孩子的需求。有些孩子容易被诱惑，是因为父母没有满足孩子的物质需求，或者孩子迫于压力，不敢表达自己的需求。诚然，不能娇惯孩子，要什么给什么，但父母应该尊重孩子表达的需求。如果孩子想要什么可以直接说，那么面对陌生人给的东西，或者其他人拥有的好东西时，孩子就不会"贪小便宜"，或者产生强烈的占有欲。

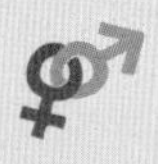

错误认知：

- 过分敏感，一味地吓唬孩子；
- 不给孩子自己判断和实践的机会。

场景要点：

有的爸爸妈妈，为了让孩子拒绝陌生人给的东西，一味地以恐吓的方式告诉孩子：大街上都是坏人，他们都想把你拐跑！这样可能让孩子对外面的世界产生恐惧。更好的做法是告诉孩子：这个世界上还是好人多，但是也有个别的坏人。为了预防危险发生，我们应该时刻保持警惕，注意保护自己。

不仅是拒绝陌生人的东西，我们也希望孩子从本场景中学到，对所有人的所有言行都应该根据自己的边界意识来做出判断，如果不应该、不喜欢，则勇敢表达，果断拒绝。

孩子们闹矛盾：被欺负不只是打回去

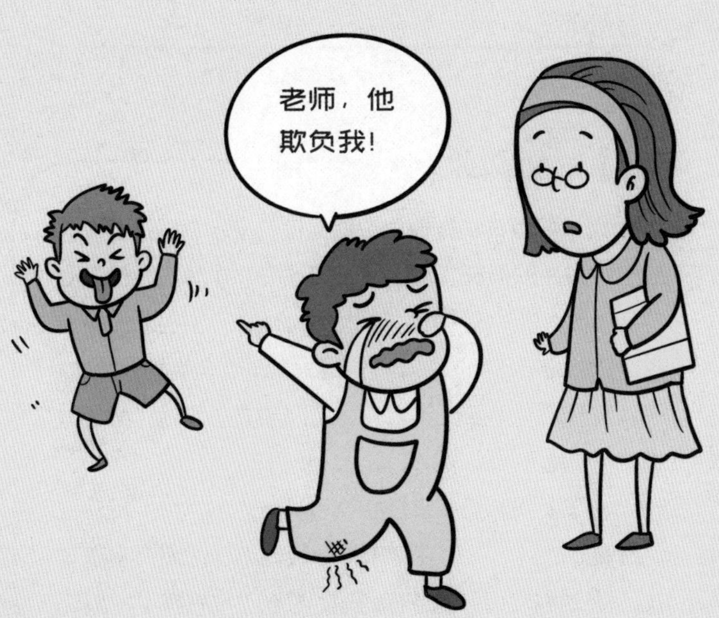

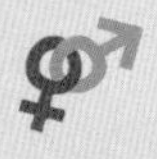

小场景大意义：

小朋友们在一起玩耍时，难免发生摩擦。在学龄前的阶段，很多爸爸妈妈在观察到孩子在幼儿园被欺负之后，对孩子说的第一句话就是：你怎么不打回去？

恨铁不成钢可以理解，但让孩子“打回去”真的是最明智的做法吗？一味鼓励“打回去”，可能会让孩子觉得暴力是解决冲突的唯一手段。此外，孩子可能很难分辨怎么“打回去”是可以的，什么样的暴力是危险的，处理不当可能酿成大祸。因此，本场景是孩子学习人际规则的宝贵机会。父母可以利用这个机会，锻炼孩子表达自己、解决问题、友好相处等方面的能力，并引导孩子更全面、更彻底地远离霸凌，构建良好人际关系。

场景课堂：

家长要跟孩子做朋友，确保自己基本掌握孩子在人际交往方面的情况。可以常常问孩子“在幼儿园最开心的是做什么事？最不开心的是做什么事？”并且和孩子建立信任，让孩子知道如果有问题，父母会坚定地帮助他。一旦发现霸凌的苗头，家长要及时和孩子沟通，必要时跟老师交流介入。

情绪安抚。当父母得知孩子被欺负时，第一反应肯定是激动、生气，但在急于“解决问题”之前，别忘了孩子是受害者，要先安抚孩子的情绪。“疼吗？”“妈妈知道你很难过。爸妈会一起帮助你。”这样的关心对受到创伤的孩子来说，至关重要。

第一次就要反抗。告诉孩子，在第一次有被欺负的感觉时，勇敢地反抗，大声地呵斥，不要一次次隐忍不吱声。很多人之所以重复坏行为，就是因为他们前几次犯错时没有人指出来，让他们觉得这样是“可以被接受的”。纵然孩子隐忍自有他的道理，比如害怕未来做不成朋友、怕被老师批评……但自己的生命安全永远是最重要的。如果是好朋友不小心弄疼了自己，也可以表达自己的感受：“我不喜欢你这样。这样令我很不舒服。”

要有朋友，不做“独狼”。父母要慢慢引导和鼓励孩子，在自己喜欢的小朋友中慢慢建立更加深厚的友情，培养出一两个跟自己最要好的朋友。这一步至关重要。拥有朋友圈的孩子，与独来独往的孩子相比，更少遭受霸凌。

鼓励孩子展现最好的自己。从长远的角度来看，最不容易受到霸凌的孩子，往往是在集体中被大家尊重的。因此，父母应该观察和发掘孩子的优势，在孩子擅长的地方鼓励他展示出来，拥有属于自己的高光时刻。这对孩子自尊自信的建立也非常重要。

及时求助。最后，父母要告诉孩子，如果小朋友之间闹矛盾让你很难受，受伤了，害怕了，一定要及时告诉老师。在日常生活中，父母应有意识地训练孩子复述所经历的事情，引导孩子记忆并清楚地表述一件事的起因、经过、结果、时间等关键信息。这样孩子在遇到冲突需要求助时，就可以更好地向老师和父母说明情况，获得有效帮助。

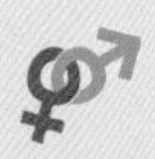

错误认知：

- 指责孩子懦弱；
- 把孩子间的矛盾直接变成家庭间的矛盾；
- 只教孩子暴力还击，不教孩子如何求助；
- 只教孩子去向老师告状，不教孩子如何处理关系。

场景要点：

无数场冲突组成了孩子的整个成长过程。当孩子长大，逐渐脱离父母、接触社会，会有越来越多的机会独自面对各种冲突，甚至霸凌。因此，父母的目标不是帮孩子包办问题，而是帮助孩子变得强大，从而让他学会处理越来越困难的事情。大人们不能因为孩子应对冲突的方式不能令自己满意，就对孩子吼："为什么只欺负你不欺负别人？你为什么不打回去？胆小鬼！"这只会再次刺痛孩子，并降低父母和孩子的信任与亲密度。

处理冲突有助于孩子树立底线意识，帮助其建立边界感。拥有了这个能力，孩子长大后在团队中，在亲密关系和婚姻里，也知道自己和他人的底线是什么。

男女生玩对方的游戏：性别平等与尊重

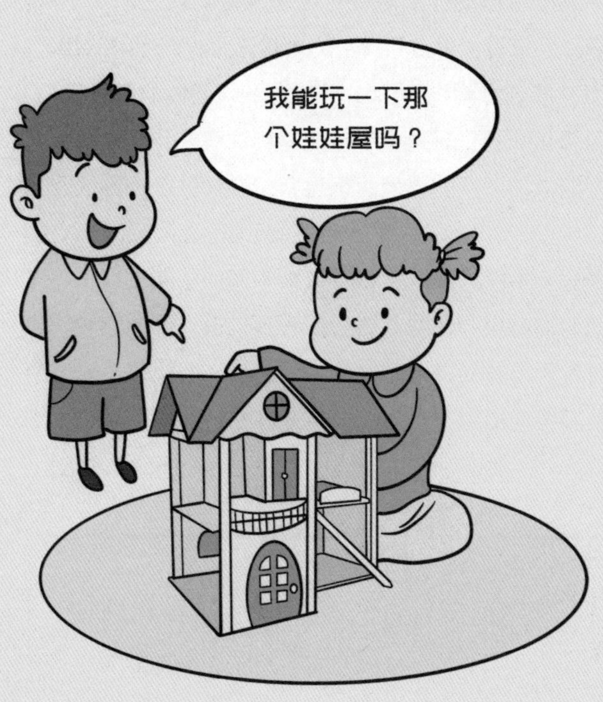

小场景大意义：

生活中，我们常常发现，人类的各种爱好、行为被按照生理性别分为了男女两大类。比如当我们挑选玩具时，会下意识地为男孩子挑选飞机、坦克、枪炮，为女孩子挑选娃娃、彩色珠串儿。在选颜色时，也默认男孩子喜欢蓝色，女孩子喜欢粉色。实际上，男孩女孩在面对各种类型的玩具时，都可能对对方的玩具感兴趣，想尝试。这是自然而然的好奇和探索需求，大人不应该强行制止。

性别规训来源于社会长期发展下对性别的想象和建构。过于严苛的性别规训对孩子综合素质的发展不利。从解剖学来看，男孩和女孩的大脑远比我们想象的相近，他们在成长过程中都会需要发展不同领域的各种能力。不管男孩女孩，玩大小不一的彩色珠串儿，可以锻炼手的精细操作和手脑协调；玩过家家游戏可以训练语言交际与共情能力；玩构建安装玩具可以培养逻辑和空间思维……不同的游戏给孩子带来不同的乐趣和进步，男生女生都有权利、有必要尝试各种自己喜爱的游戏。父母对各种游戏的开放态度和平等对待，会让孩子更全面地发展各种能力，也会让孩子对异性的认识更平等，更公正。

场景课堂：

拒绝刻板印象。在孩子0～3岁时，可能还没有自主选择的意识。这个时候，父母不应该依据性别刻板印象为孩子安排“与性别相符”的游戏和玩具，限制孩子的探索，而应该多给孩子一些选择，依据孩子的发育阶段和兴趣，来判断其喜好。

给孩子自由选择的空间。4～6岁的孩子基本有了自己的主张。当孩子选择玩性别刻板印象中另一性别常玩的游戏或玩具时，父母不应该反对，而是应该支持其对世界的各种探索，帮助其发展自身能力的各个方面。

纠正错误观念。有些孩子在幼儿园或其他场合听到别人说“男孩不能玩过家家”“女孩不要练搏击”等带有性别刻板印象的话，就会用这样的条条框框来束缚自己。如果父母发现这样的情况，应及时给予正向引导：不同的游戏锻炼我们不同的能力。只要自己喜欢，又不伤害、妨碍别人，都可以玩。

家长要以身作则，不要嘲笑别人，也不要怕别人的评价。有些家庭的刻板印象程度较深，在孩子很小的时候就给孩子灌输了男孩和女孩应该遵守什么样的刻板规则。这样的孩子在遇到不符合刻板印象的同伴时，可能会嘲笑对方。当孩子遭受到不好的评价时，要给孩子支持：每个家庭的观念不一样，有些人可能觉得这样不好，但其实每个人都有选择自己喜欢游戏的权利，自己开心就好。同时，如果有同学和你的做法不一样，你也不应该嘲笑他们。我们要尊重每个人不同的选择。

错误认知：

- 根据性别刻板印象，打压孩子对不同游戏的探索欲望；
- 家庭成员做法不一；
- 对孩子说一套，对大人说另一套。

场景要点：

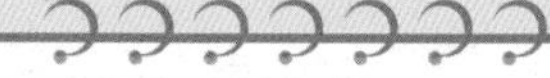

男孩和女孩先天的差别并不大，很多差异是后天的教育引导造成的。过度的性别刻板教育，会限制女孩的逻辑能力、空间构建能力；限制男孩的情绪捕捉和表达能力、手部精细操作能力……试想，万一您的女儿是未来的数学家、运动员，却被限制在过家家的游戏里；您的儿子是个未来的艺术家，却天天被逼着玩坦克大战，那该多么可惜。

另外，坚信性别平等的父母有可能会经历各种各样的挑战和压力，父母们要坚定自己开放而包容的教育理念，不做孩子成长之路上的绊脚石。

玩具修不好了：聊聊失去、告别和死亡

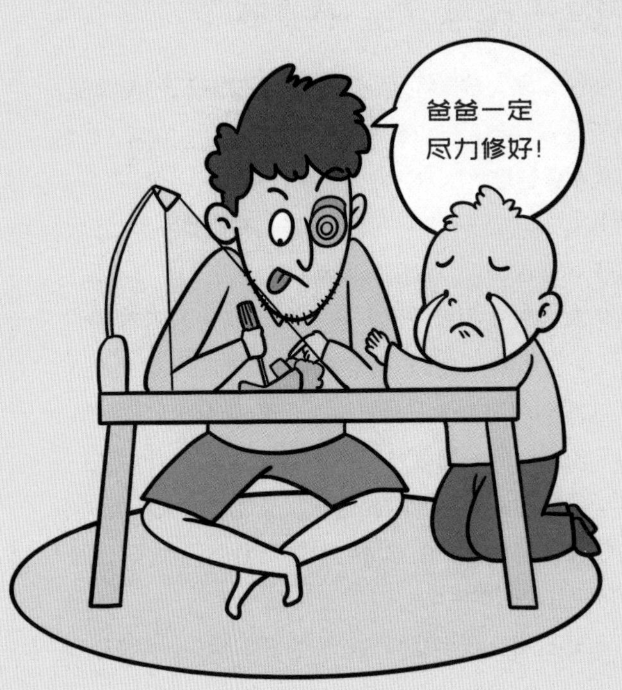

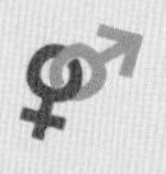

小场景大意义：

孩子最喜欢的玩具坏了怎么办？是偷偷扔掉，还是再买一个新的？先别着急，不如试着和玩具来一场隆重的告别仪式吧！如何面对分别和逝去是人生的重要课题，告别玩具的仪式是个让孩子学会接受、学会感激、学会告别的好契机。本场景的教育做好了，会帮助孩子在未来的生活中从容地告别一个恋人、一段友情，积极而勇敢地面对生活。

场景课堂：

努力修复。玩具坏了，要先想办法跟孩子一起修复。让孩子全程参与，并看到自己的各种努力和尝试。在这个过程中做到尽心尽力。

接受现实。一切办法都想尽了，还是修不好，就该跟孩子好好谈谈了。太阳有升起就有落下，小草有发芽也有枯黄，玩具也是一样。玩具不可能永远陪着我们，有一天它会坏掉，这是它到了要说再见的时候。

回顾与感激。还记得你第一天见到这个玩具时的心情吗？后来你们一起度过了多么美好的时光？你对它有什么样的感情？你为什么喜欢它？虽然它未来不能再陪伴我们了，但我们仍然感激它曾带给我们的快乐，我们会永远记住它。

不要自责。我们尽力去修复它了，但是没修好，这不是我们的问题，不用感到自责。玩具也会感谢我们这么努力地帮助它的。

认识规律。万物都有说再见的一天。可以结合生活中其他的例子进行具象解释。动物的死亡（比如小鸡、小鱼）是心脏不跳了、呼吸没有了、不会动了；而玩具的逝去是不能玩了，不完整了，比如碎了、断了、坏了。鲜花凋零、落叶归根，每天都有旧的生命和物品离去，也有新的诞生，这个世界不会因为谁的离去而停止转动，新旧交替维持了世界的活力。

如果可以的话，引申死亡议题。不仅玩具会坏掉，人也有可能生病、去世。死亡并不是生命的尽头，遗忘才是。

处理情绪，珍惜现在。对亲人和物品的思念是人之常情，哭是可以的。好好哭吧，哭完我们再前进。我们不知道明天会发生什么，但我们能做的是珍惜现在，珍惜和每一个玩具、每一个人相处的时光。

错误认知：

- 偷偷买新的，不让孩子发现；
- 直接带孩子去买新的，让这件事赶快过去；
- 呵斥孩子“我就要修好它”的执念；
- 回避告别和死亡议题。

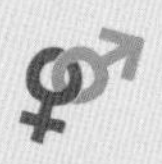

场景要点：

玩具对成年人来说，只是一个小玩意儿，但对孩子来说，则可能是一个忠实的伙伴，是安全感和幸福感的来源。当孩子因为玩具坏了、丢了而感到难过的时候，父母切不可忽视孩子的感受，以“不就是一个玩具吗”“再给你买一个”等话语来回复。长此以往，一方面会让孩子不懂珍惜，另一方面也会阻碍孩子接受世界的不完美。如果一个孩子永远认为父母能弥补一切，认为弄坏了就能立刻迎来完美的替代品，那这孩子长大后必将对世界有很多错误认知。

有些爸爸妈妈，为了不让孩子难过，把孩子坏掉的玩具偷偷换成新的，或者藏起来，或者用其他理由来敷衍孩子。实际上，这也反映了很多人对于失去和死亡的回避态度。为了不让孩子接触到“世界的阴暗面”，从不主动探讨这方面的话题，甚至拒绝回答孩子关于“失去”的提问，这样会让孩子对“告别”这件将来会一次又一次面对的事，充满疑惑和恐惧。

如果我们每个人都能正视告别教育、死亡教育，也许就能帮助孩子对生命多一分理解，多一分敬畏，也多一分珍视。生命的意义在于经历美好，在于给彼此带来快乐。告别和死亡并不代表一切毁灭，而是另一种形式的新生。

最好的生命教育是融入生活中的，父母可以借助向小动物、小玩具的告别，向孩子解释告终、放下、死亡的含义，让亲子共同上一堂美好的人生之课。

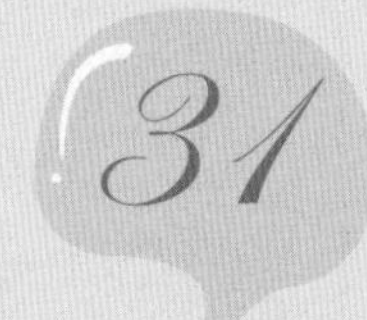

下棋输了就要哭：优雅地重新来过

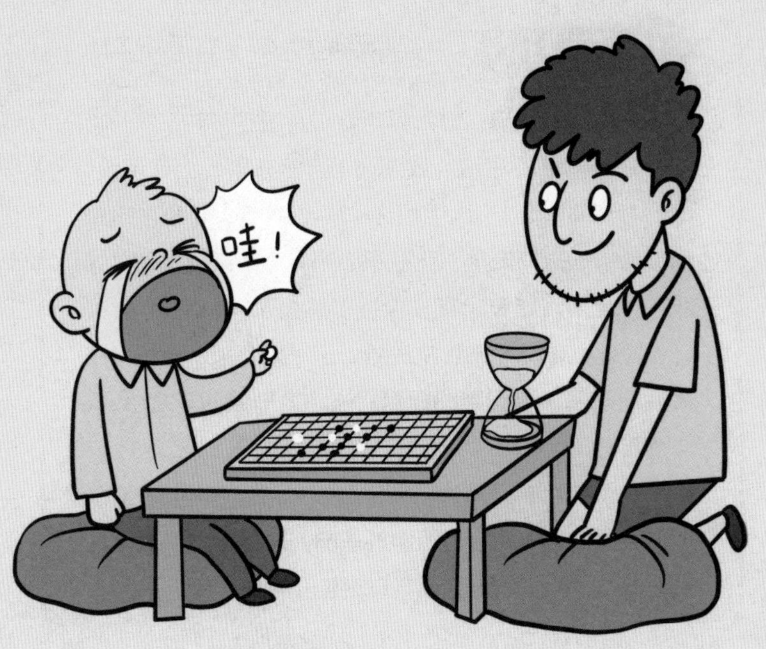

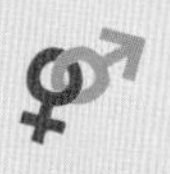

小场景大意义：

有些爸爸妈妈很苦恼：孩子的好胜心过强怎么办？不管下棋还是玩游戏，孩子输了就大哭；做不好就对游戏或某个项目彻底失去兴趣；孩子为了赢得比赛，不惜投机取巧、撒娇耍赖……孩子有适当的胜负心是好事，代表他在乎自己的能力，是上进的表现，但过强的胜负欲可能会让孩子无法面对失败。本场景如果好好引导，将有助于培养孩子未来面对学业、工作、恋情时的良好心态，避免孩子走向极端。

场景课堂：

情绪处理。输了之后感觉难过是很正常的，家长首先要处理孩子的情绪，教会孩子自我疏解。允许哭泣，但要有时间限制，可以用小沙漏、时钟等，让孩子有个释放情绪的时间安排，让孩子心中有个结束的预估，这样，在此期间家长就可以慢慢引导孩子如何平复情绪，比如可以试试深呼吸、洗洗脸、走一走、躺一会儿……最后给孩子一个温暖的拥抱，一起笑一笑，只是游戏、比赛而已。

认清下棋的实质。情绪平复之后，可以来讲道理了。下棋是为了让我们享受思考的乐趣。输赢都只代表你这一次的发挥，不能证明你是聪明还是愚笨。没有人能永远赢，也没有人永远输。只要我们努力了，动脑子了，就是一次美好的体验。

淡化结局，回顾亮点。很多孩子好胜心强，可能源于父母对输赢的反应太过强烈。当孩子在参加竞技类游戏时，父母应有意识地淡化失败后的沮丧表情和成功后的兴奋，把重点放在帮助孩子回顾过程中的亮点、心得收获上。

展望下一次，预演注意事项。失败并不意味着一无所得，成功也不意味着完美无缺，我们要学会在每一次竞技中复盘，提炼出经验教训，以此为鉴，逐渐成长。父母要引导孩子把关注点放在自己的表现上，而不是对手的表现和客观因素上，不能输了就怪天怪地。应该思考：哪里做得好，哪里做得不好，下次怎么样去保持和改进。

错误认知：

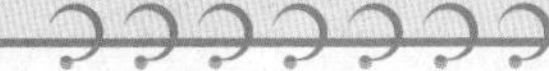

- 家长过分在乎竞技的结果；
- 呵斥孩子“不许哭”；
- 当面给孩子贴上“输不起”“小心眼”的标签；
- 怕孩子输了会伤心而故意让孩子赢。

场景要点：

胜败乃兵家常事。孩子赢了，父母一个劲儿地称赞，输了，父母却一脸失望、唉声叹气，这些孩子都会看在眼里，慢慢内化成自己对待输赢的态度。奖励得胜的孩子本身没有问题，但是要强调，之所以奖励，是因为孩子努力了，用心了，而不仅是因为胜利这个结果。

输和赢都没有尽头，会轮番在生命中出现。如果父母担心孩子输了会哭，每次都让着他，千方百计地让他赢，那孩子将怎么面对无穷无尽的真的对手，真的输赢？

生活中的许多事都与胜负相关，比如考试、排名、荣辱、人际、亲密关系……从小掌握直面胜负、总结经验的能力，对未来有着十分长远的意义。

撞见父母的羞羞事：爱的形式和规则

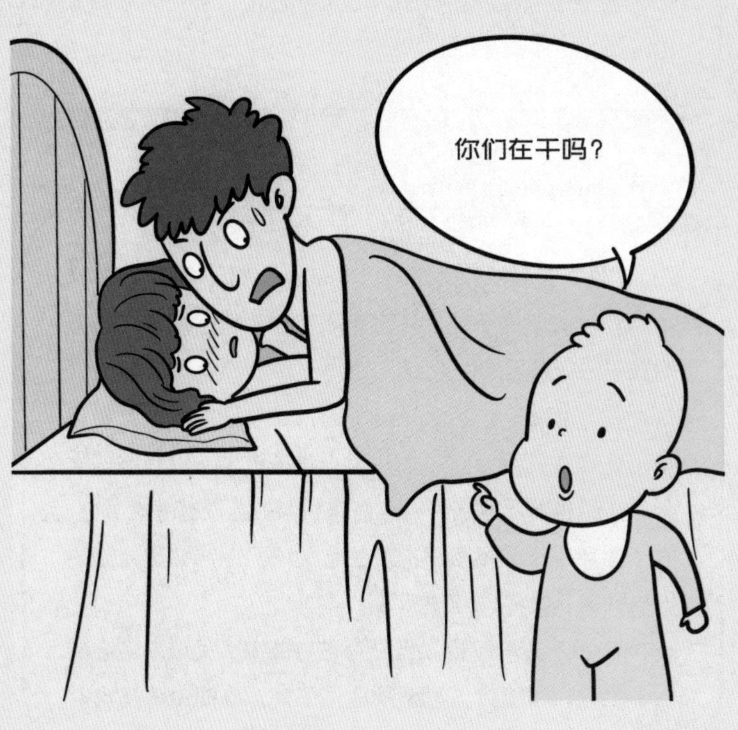

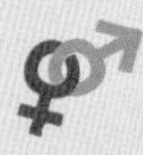

小场景大意义：

试想，两口子正在同房，孩子突然开门进来，一脸惊恐地问："你们在干吗？！爸爸不要欺负妈妈！"想必父母都会恨不得立马消失在空气里。其实不用太紧张，大多数6岁以前的孩子并不能理解这个行为是什么。他们更多的会是好奇：爸爸妈妈到底在干什么？如果孩子还小，只是好奇的话，可能简单回答就够了。如果孩子继续追问，就继续基于孩子的认知程度进行坦诚回答。此外，父母也不要太自责。爸爸妈妈也是普通人，也会有情绪。不用在孩子面前做机器人。

本场景处理不当，会让孩子受到惊吓、蒙受委屈，损害亲子关系，或在孩子内心深处产生对亲密关系和性的好奇、逆反甚至憎恶。

场景课堂：

"性"是自然而美好的，这应该是父母对这件事的基本认知。有了这个正确认识垫底，才谈得上基于本场景对孩子进行科学的性教育。

被"撞见"，不全是孩子的错。孩子之所以会看见爸爸妈妈在同房，除了要归因于孩子进屋前没有敲门之外，父母也要反思是否自己在隐私保护上没有考虑周全。为了避免尴尬的场景再次发生，父母可以选择更合适的时机同房，或者同房时锁门。

冷静下来再解释。当同房被打断时，父母难免会惊慌、生气，可能会下意识呵斥孩子。正确的做法是当时就可以短暂解释：爸爸妈妈没有在打架，爸爸没有欺负妈妈，你先睡觉，明天咱们再聊。等大家情绪平复后，找个家庭氛围轻松的时刻，如晚餐、孩子洗澡后、睡前故事时……给孩子厘清如下几点。

道歉。爸爸妈妈吼你了，对不起，爸爸妈妈只是当时被吓了一跳。可是你进房间没有敲门，也是不对的，是不是我们互相道个歉呢？

询问。“你看到了什么？”先了解孩子看到了什么，如何看待这个行为。假设孩子根本不感兴趣，也没放在心上，那么家长也不用非得给孩子解释一番，只需要告诉他不能跟小朋友模仿就好了。

实质认知。爸爸没有欺负妈妈，这是爸爸妈妈表达爱的方式，是一件美好的事情，说明爸爸妈妈很相爱。假设孩子在本场景中看到的比较多，表现出厌恶，那么家长更要自然地告诉孩子：“这并不是一件肮脏恶心的事情，爸爸妈妈会通过这种方式来表达爱。这是一件非常美好的事情。”

规则认知。人与人之间表达爱的方式不一样。爸爸妈妈可以这样来表达爱；爸爸妈妈和你之间会通过拥抱、牵手、亲吻小脸来表达爱；你和同学之间会通过牵手、拥抱和游戏来表达爱。跟不同的人，用不同的方式。你现在还小，还不能尝试爸爸妈妈的方式，这就是爱的规则。每个人都应该遵守爱的规则，就像是过马路时，红灯停、绿灯行一样，不能做错。

拥抱。最后，可以跟孩子来一个温暖和解的拥抱，化解这件事带来的不良冲击。

错误认知：

- 恼羞成怒，进而惩罚、打骂孩子；
- 假装这件事没发生过；
- 过分轻描淡写，回避孩子的问题。

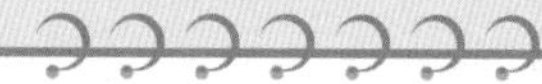

场景要点：

性伴随我们的一生，对性的态度也是从小逐渐培养的。从小给孩子树立积极美好的性态度，会让他们在长大后对自己的身体更自信，对自己的性决定更负责，对他人有更多的关怀。

在此场景的应对中，家长反应不要过激。学龄前的孩子理解能力有限，也许就以为是自己不敲门犯了错，但是以前自己不敲门就进房间时，父母并没有这么生气，所以爸爸妈妈之间到底发生了什么，孩子并不清楚。因此，反应过激会让一些孩子觉得莫名委屈。

如果走向另一个极端，也不对。有的父母直接“翻篇”，好像这事从来就没发生过。这会让心细的孩子自己偷偷琢磨，搞不好就会误会爸爸妈妈在互相伤害，或者觉得这件事就跟刷牙洗脸一样平常，哪天跟小朋友玩的时候也想模仿。

家长对性的态度，会在孩子幼小的心灵中埋下种子，这颗种子是羞耻不堪、惊恐万状、大逆不道，还是温柔美好而讲究规则，这将会很大程度上决定孩子未来对性的看法。父母们如果遇到了本场景，要好好利用。

33

鸡蛋与小鸡：我是从何而来

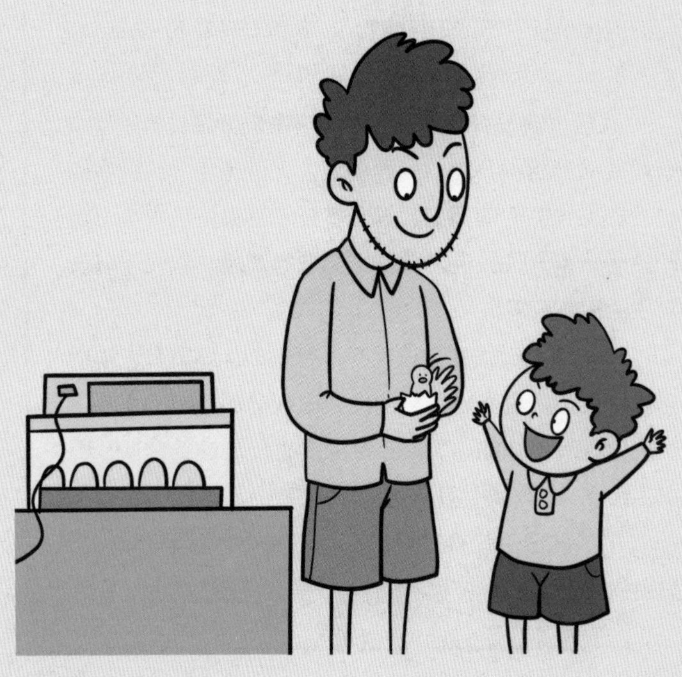

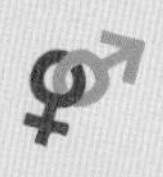

小场景大意义：

生命教育是儿童教育和性教育中的重要一课，让孩子知道自己从何而来，生命何其珍贵，可以帮助他建立自尊自爱、珍惜生命的意识。借用小动物出生的场景来开启这个话题是个很好的契机，比如可以试着和孩子一起孵鸡蛋、观察小鸡出生。

场景课堂：

生命的孕育需要时间和关怀。孵鸡蛋需要特殊的温度和环境，要耐心等待，才能看到小鸡诞生。妈妈生宝宝的时候也要经历“十月怀胎”，也需要爸爸和家人的细心呵护。

有些小鸡没有机会出生。小鸡在蛋里成长的过程中有可能遇到各种各样的问题导致它无法出生。妈妈在怀孕的时候也有可能遇到问题和意外，失去自己尚未出生的孩子。家人失去自己的孩子会非常难过，但大家仍然对生活抱有希望。

小鸡出生时需要自己啄壳才能出来，如果有人帮助它破壳的话，可能导致它的成长出现问题。但小朋友出生的时候有医生的帮忙。小鸡啄壳是很艰难的事情，妈妈生宝宝也很艰难，要体贴关怀妈妈。

小鸡的出生让全家喜悦。小鸡破壳全家都很高兴，妈妈生了宝宝，大家也会很开心，感到温暖。

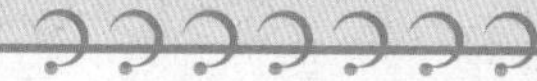

小鸡的成长需要细心呵护。我们需要观察它的状态，给它喂水、喂食、保暖，生病了也要照顾它。就像爸爸妈妈照顾宝宝一样，要悉心照料，宝宝才能健康成长。

错误认知：

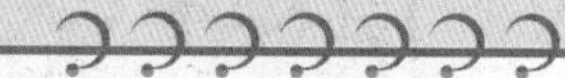

- 轻视小鸡的生命，用“等它长大了就吃了它”这样的话来开玩笑；
- 包办一切，不让孩子照护小鸡；
- 认为小鸡只是小鸡，缺乏对孩子的同理心的培养。

场景要点：

小时候养小动物的经历会对孩子对生命的态度产生很大的影响。包括其对新生命的诞生、死亡的态度等。同时，养小动物还能培养孩子的同理心、观察能力和关怀能力，为未来与人交往奠定良好基础。

孩子全程参与，包括见证小鸡的出生和死亡。

孵鸡蛋、观察小鸡出生的每一步都需要父母的引导。

计划生二胎：在平等和尊重中见证生命

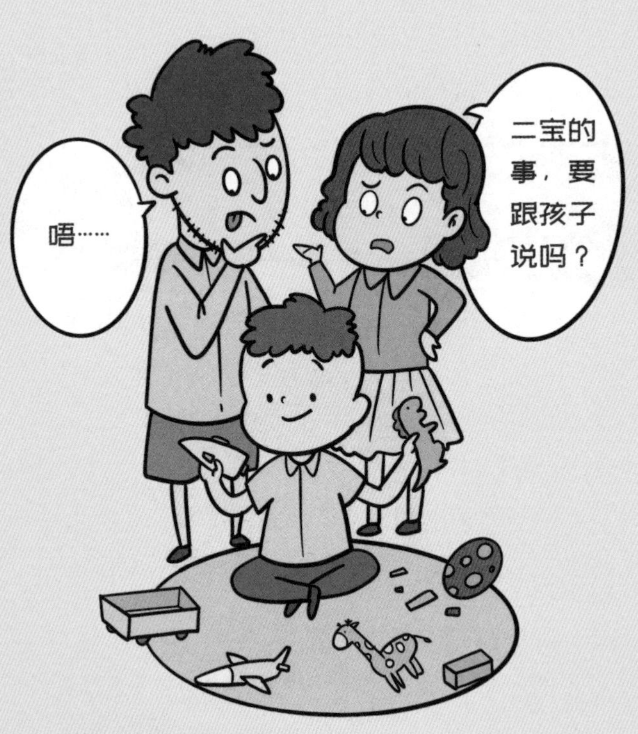

小场景大意义：

家庭是儿童社会化的第一场所。儿童从家中兄弟姐妹的关系中学习如何与同辈人相处，这是非常重要的人际关系技能，而且早期的这种学习经历为后来建立人际关系和亲密关系奠定重要基础。仅从这个角度来看，多子家庭对孩子的成长更有利。孩子 18 个月之前，可能不能理解兄弟姐妹的含义，但在孩子能交流之后，如果爸爸妈妈有要二宝的想法，就需要提前和大宝沟通了。

场景课堂：

事先沟通。从小单独在爸爸妈妈身边长大的孩子可能从没有考虑过弟弟妹妹的问题。当突然得知爸爸妈妈准备要另一个小朋友，来平分自己的物品甚至父母的宠爱时，可能一时无法接受。父母如果准备要二宝，一定要提前与大宝沟通，这样能降低孩子的危机感。千万不要先斩后奏。但沟通时要明确一点：生二胎是爸爸妈妈自己的事情，告诉大宝是尊重他，但并不是在征求他同意。

解释兄弟姐妹。可以试着让大宝和表姐、堂妹或者父母朋友的孩子相处，在相处过程中给他讲解什么是兄弟姐妹：一起长大的兄弟姐妹，不是你的敌人，而是亲

人和朋友。通过亲身经历让孩子明白，多一个弟弟妹妹，可以让他感受到大家庭在一起玩耍的快乐，成长的过程中有人陪伴，也不会孤单。

共同参与。有研究证明，影响兄弟姐妹关系的最关键因素，并不是在产前父母如何帮助大宝与二宝建立关系，因为大宝可能还小，不能理解自己和肚子里的小生命有什么联系。真正决定他们的关系的，是父母自己和第一个孩子的关系。如果父母和大宝经常产生冲突，且父母经常使用禁止和限制的方式来教育孩子，那么大宝在二宝出生后心理上会更加抵触，行为上也会做一些事情来妨碍妈妈和二宝的关系（如欺负二宝、抢玩具、哭闹争宠等）。如果父母将大宝视为“盟友”，而不是“第二个孩子的敌人”，与大宝分享、见证“造人”的全过程，而不是命令他接受现实或冷落他，那么大宝会更能接受自己有一个兄弟姐妹，因为这是他与父母“共同期待的生命”。可以在准备的一开始就告诉孩子：你和爸爸妈妈要开始孕育一个新的生命。大宝可以参与的包括抚摩妈妈的肚子、陪爸爸妈妈产检、一起购置二宝所需的物品等。

错误认知：

- 承诺“爸爸妈妈永远最爱你”；
- 用生二宝来吓唬大宝，如“你要是不乖，以后玩具都给二宝，不给你！”；
- 用“你就要当哥哥、姐姐了”来要求大宝去做或不能做很多事。

场景要点：

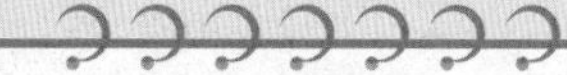

家里新增一个家庭成员是美好的事情，也是一件关系到全家的大事。不能因为孩子小就不跟他商量，不让他参与，更不能因为做了生二宝的决定，就时刻把“哪有你这样的哥哥姐姐”挂在嘴边斥责孩子。要知道，哥哥或姐姐的头衔，是父母想要第二个孩子才有的，并不是孩子自己可以决定的。过度给孩子施加成长的要求和压力，只会让孩子可能产生对二宝的反感和抗拒。

有的父母为了让大宝放心，给大宝写下《保证书》，承诺永远最爱他。殊不知，这种做法会给今后两个孩子的相处埋下隐患。你能永远都不偏不倚吗？在遇到大宝需要忍让二宝时，又当如何自圆其说？

从“造人”的决策阶段就开始参与父母生育弟弟妹妹的过程，可以培养孩子对生命的珍视和关怀，同时也让孩子有充分的时间做好准备，迎接改变。这对孩子将来思考自己与他人、与世界的关系，对未来建立人际关系都有着重要的作用。

过家家玩生孩子游戏：正面解释，不要大惊小怪

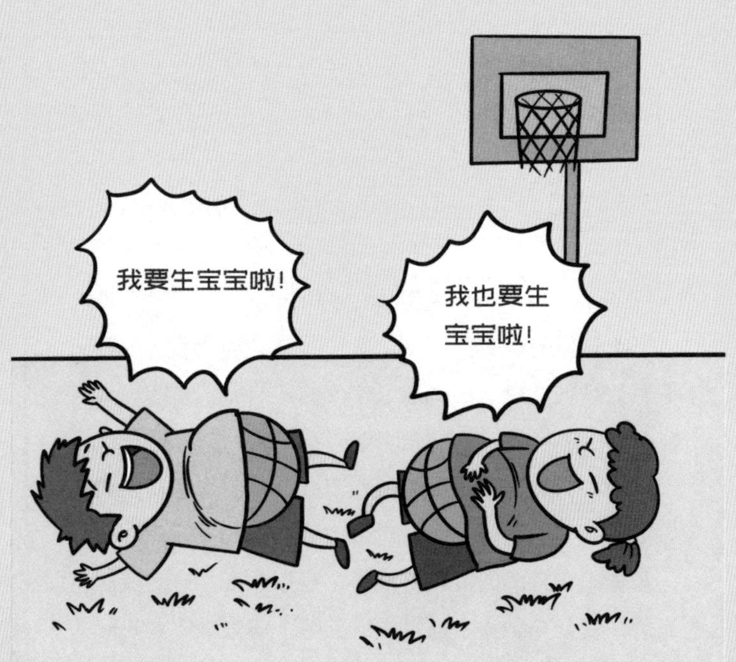

小场景大意义：

通常，2 ~ 6 岁的孩子会喜欢玩“过家家”的游戏。过家家又可以称为角色扮演游戏。有的爸爸妈妈认为孩子玩过家家是浪费时间，没有意义。其实，过家家作为一种合作游戏，对孩子的社会性发展意义重大。它不仅体现了孩子的好奇心和模仿能力，还能锻炼孩子的语言能力、规则意识和人际交往能力。在过家家中，孩子可能会模仿各种角色，扮演动画片里的人物、生活中看到的人物，甚至会有生孩子和哺乳的“桥段”（常见于有兄弟姐妹的孩子，或在电影电视上、生活中见过类似场景的孩子）。有些父母看到孩子这些看似与“性”相关的行为，会感到极度紧张和不安。其实，孩子这样的角色扮演是完全自然的、正常的，无须大惊小怪。如果这个时候，父母能够边玩边给孩子正面引导，也是一次非常不错的性教育呢。

场景课堂：

奠定内心基本观点。性是每个人一生都会经历的。出生时，我们从妈妈的子宫和阴道里出来；青春期，我们要面对自己身体的变化；长大后，我们要恋爱、结婚、生子……性不是洪水猛兽。我们之所以对“性”这个字脸红心跳，是因为社会文化的一个侧面长期以来把性与肮脏、下流糅合在一起。但实际上，人在生命的每个阶

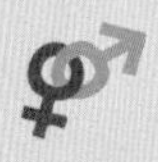

段，都会对性进行探索并不断修正自己的认知。

学龄前儿童认识世界的方式主要是幻想与模仿。当孩子们在玩结婚、生孩子、给孩子喂奶的过家家游戏时，这也许只是源于他们无意中看到了电影电视中的相关场景，看到了路边某个正在哺乳的妈妈，或家庭生活中最近大人们因为生二宝三宝而谈论到了相关话题……他们只是学着大人的样子，在探索他们所好奇的、平时无法体会到的关系。说到底，这个年纪的孩子，他们理解的“生孩子”大都还很粗浅，概念也很朦胧，只停留在基于对种子发芽、小鸡破壳等事件的想象层面，不是大人想象的“性”行为。在孩子们心中，玩生孩子主题的过家家和扮演医生病人，并无差别，并不代表“性早熟”。

抓住性教育的机会。虽然不建议干预孩子的游戏过程，但在游戏结束后，父母可以根据游戏内容给予适当的、科学的解释。比如如果孩子演了“婚礼”的桥段，爸爸妈妈可以在事后跟孩子聊聊：你觉得什么是结婚？结婚就是和自己爱的人达成某种约定，决定生活在一起。小朋友虽然可以喜欢别人，却还不能结婚，跟大人、小孩都不可以。如果孩子演了“生孩子”，则可趁机进行生命教育（根据自己孩子的年龄和认知水平酌情增减）：小宝宝是在妈妈的肚子里诞生的，有的孩子可以从与肚子相连的阴道生出来，有的则需要在妈妈肚子上划一个口子才能生出来；孩子是爸爸妈妈爱的结晶；孩子的到来让全家都感到幸福；妈妈生孩子的时候经历了很大的痛苦，爸爸在这个过程中要照顾妈妈，我们要感谢妈妈……

及时制止不良行为。这里的“不良行为”指过家家中让别人不舒服的行为，冒犯他人的行为。比如亲吻、搂抱其他小朋友、露出自己的隐私部位，甚至有疑似模仿大人性行为时的动作，在场的大人应该及时以合适的方式制止。制止时可以转移话题、引导游戏、申请加入游戏；教育时应从保护隐私、礼貌、尊重和规则等角度说。因为这个年龄的孩子并不清楚自己所模仿的各种行为的意义，在还没接受相关教育的时候，他们会觉得亲吻、搂抱就和握手一样平常，因此而突然被大人呵斥就会感到莫名其妙，恐慌无措。所以一定不要当着其他孩子的面大声呵斥自己孩子，这样会严重损害孩子的自尊心。

错误认知：

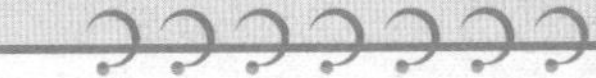

- 当场呵斥孩子；
- 不解释，直接让孩子们换其他游戏玩；
- 孩子游戏时，大人在旁边嘲笑或拍照、开不雅的玩笑。

场景要点：

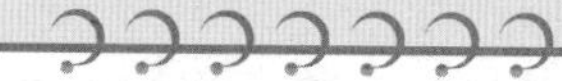

细心观察孩子的过家家游戏就能看出来，孩子从分配角色开始，就已经进入了“社会角色”。有的孩子会积极表达自己对某个角色的兴趣，有的孩子会表现出领导力来分配任务，还有的孩子十分温和、谦让。不论什么主题的过家家，什么样的角色选择，都是孩子和同伴一起探索世界的过程。

在过家家游戏中，最需要大人关注和引导的是孩子们的言行。家长要让孩子认识到什么样的行为举止会伤害别人、冒犯别人，如何尊重他人、尊重自己，如何获取信任、交换信任……让孩子在自由的主题和角色设定中探索世界，锻炼语言能力、合作能力，培养规则意识、交流意识。

放学后的亲亲抱抱：肢体接触的认知与规则

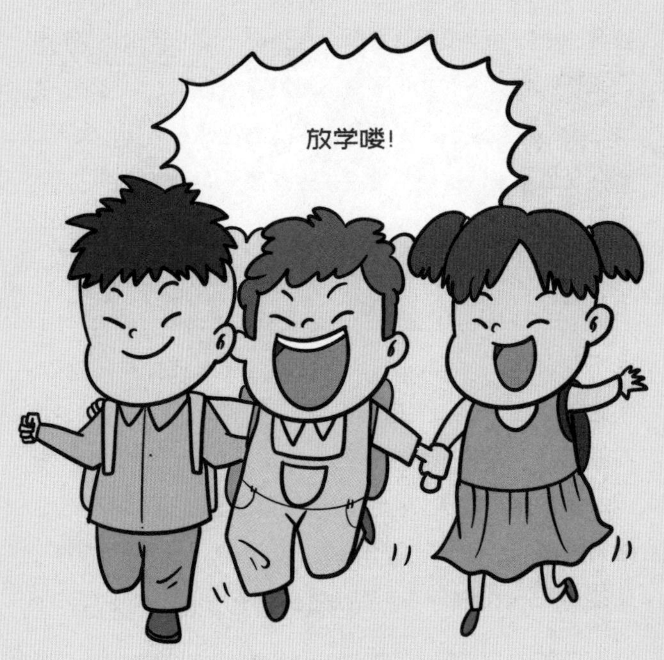

小场景大意义：

小朋友之间会用各种方式来表达自己的感情，比如拥抱、拉手、亲吻等。表达感情是自然而然的，值得鼓励的，但要注意卫生、规则和彼此尊重。爸爸妈妈们如果哪天看到了孩子拥抱自己喜欢的小朋友，就可借此机会来上一堂情感表达课。这将会帮助孩子更好地融入集体，收获友情，也会对未来的人际交往和亲密关系的建立铺设良好的基础。

场景课堂：

正视感情表达。幼儿园放学，感情好的小朋友们往往会一出门就手拉手，甚至互相亲吻小脸、拥抱，这经常让家长们心里不安。孩子是不是发育太早了，早恋了？跟同性的小朋友也这样，孩子是不是同性恋？其实，大人们实在是想多了。从根本上说，这是孩子们真实情感的自然表达。我们应该鼓励孩子体会自己的情绪，表达自己的情感，这有助于其培养更完善的人格，并在社交中更放松。

建立底线，建立规则。亲吻嘴唇是不允许的，让别人不舒服是不允许的，更不能强迫别人进行身体接触。在这条底线之上，父母们可以不干预孩子们的接触，而在回家路上跟孩子聊聊：你为什么拥抱他呀？你拥抱他的时候是什么感觉？你有问过他喜不喜欢这样吗？过马路有规则，那你知道肢体接触的规则吗？然后告诉孩子三条规则：第一，不能亲吻嘴唇，不同的人有不同的表达爱的方式，亲吻嘴唇既不合适也不卫生，这是小朋友之间不允许的，小朋友跟大人之间也不允许；第二，牵手、拥抱、亲吻……乃至所有的肢体接触，只要别人躲开或者表现出不愿意、不舒服，立刻就要撒手，后退，不能强迫别人；第三，表达感情的方式很多，不一定非要肢体接触，因为有人就是不喜欢这样，我们要尊重。我们还可以用别的方式来表达，比如，夸赞他的优点、给他画一幅画、给他一个灿烂的微笑等。

错误认知：

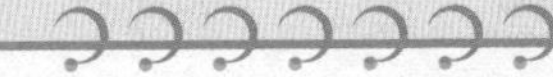

- 绝对禁止孩子们的肢体接触；
- 纵容孩子随意搂抱、亲吻他人。

场景要点：

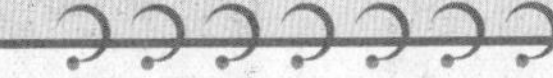

从认识上，父母们要从容而理性，要对孩子的情感表达持积极态度，不要动不动就给孩子扣大帽子；在具体指导上，家长们要为孩子画红线、定规则。

真情流露诚可贵，知情同意不可少。在这个小小的场景中，希望孩子们可以在收获友谊的同时，学会对他人的关怀，建立与人相处的规则与边界，将来在处理与他人的关系时更加自信、自如。

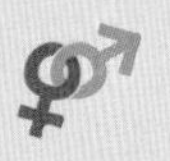

孩子目睹了亲嘴：捂眼睛不如谈一谈

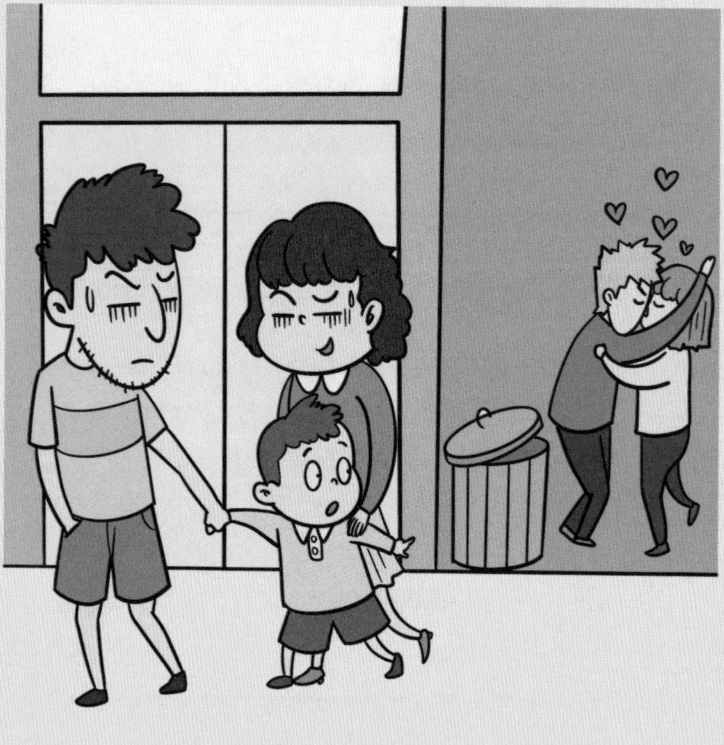

小场景大意义：

我们应该都经历过，全家人在一起看电视，看到了接吻的画面时，气氛会突然变得尴尬；或者当小朋友看到街上的情侣接吻时，会好奇他们在做什么，甚至想试着模仿。接吻不是坏事，孩子好奇别人接吻也不是什么大逆不道的事情，只要抓住机会给孩子讲清楚，这也是一次很棒的性教育。

场景课堂：

日常生活中父母要以身作则，不要亲吻孩子的嘴。越来越多的年轻父母意识到向孩子表达爱的重要性。合适的表达感情的方式，比如拥抱、赞赏、摸头、亲吻脸颊等会让孩子感受到爱和喜悦，不仅有助于拉近父母与孩子的关系，也能增强孩子的自信心。但嘴唇比起其他部位略有特殊。一方面病从口入，唾液携带的细菌、病毒可能传染给孩子；另一方面，亲嘴一般是亲密关系中的伴侣会做的事情。父母经常亲吻孩子的嘴可能会让他认为日常生活中亲他人的嘴是可以被允许的，使得他在其他场合亲吻他人，或被其他人侵犯时也意识不到。

孩子看到他人接吻或想尝试时，及时解释。亲嘴是成年人之间表达爱的方式，比如爸爸妈妈有时也会亲吻对方以表达爱意，但小朋友间、小朋友和大人之间都不能用亲嘴来表达感情，这样是不对的，也有可能传染疾病（小朋友的抵抗力不如大人）。

学会拒绝。如果有人要亲吻你的嘴，或者触摸你的身体让你感到不愉快，你随时可以拒绝，并且回来告诉爸爸妈妈。

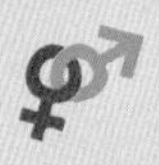

错误认知：

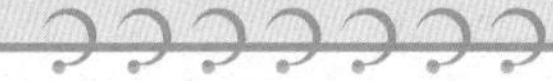

- 不分地点、场合地与孩子发生肢体接触或亲吻行为；
- 看到接吻就躲开，捂孩子眼睛，或说恶心。

场景要点：

对接吻画面的回避、遮掩，会让孩子认为这是肮脏的、羞耻的事情，也可能更加激发孩子的好奇心，增强探索和模仿的欲望。与其躲躲藏藏，不如大大方方跟孩子说说爱的表达和规则，让孩子有正确的认识。父母对亲密关系的积极态度会影响孩子未来对恋爱的态度。

另外，父母表达爱的时候也应该注意孩子和周围人的感受，要让孩子知道什么时间和场合是家人可以交流感情的，什么时间则该专心做其他事。

说脏话竖中指：不同情况不同应对

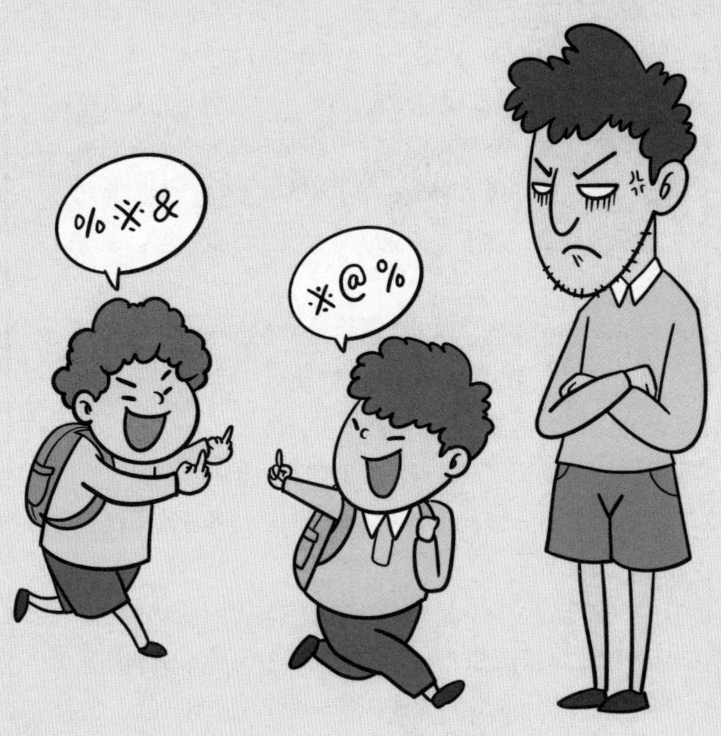

小场景大意义：

性教育工作者经常会收到一些提问，其中就包括孩子很小就学会说脏话、竖中指了怎么办。我们所说的脏话大致分为两种：不文明的语气助词和谩骂性脏话。对不同情况有不同的处理措施。

本场景几乎是每家必经，好好应对的话将是亲子共同成长、深入交流与密切感情的好机会，而一味地打骂则大都收效甚微甚至起反作用。

场景课堂：

日常生活中大人要以身作则。在说脏话这件事上，大人以身作则是最重要的。当孩子发现周围的大人都说脏话的时候，他有可能为了“展现自己的成熟”而说脏话。家人应该极力避免在孩子面前说脏话，如果说了也要及时认错：对不起，我刚刚说了不该说的话，你可以打我手一下作为惩罚。

防患于未然。通常，家庭是孩子最后说脏话的场所。当孩子在家里说出一句脏话的时候，他在同伴面前可能已经习以为常了。最好的教育机会是听到孩子说脏话前。比如当听到街上有人说脏话时就及时提示：这是骂人的话，非常不礼貌，说出来会让别人感到不舒服或受到冒犯，要避免。

孩子竖中指。第一次看到孩子竖中指或竖小拇指表示贬低时，要及时指出。可以给孩子科普不同手势的意义，比如：大拇指冲上是表扬，冲下是批评；食指指着别人不礼貌；中指是鄙视和侮辱，会让人非常生气；小拇指是蔑视。而且不同文化对同一个手势的解释可能不一样，可以提前告知孩子指东西要用手掌，平时少用手势等，避免引起误会和冒犯。

孩子说不文明的语气助词。有些小朋友学会“我靠”“他妈”等不是为了骂人，而是其他同伴都这么说，会跟风效仿。父母可以教孩子一些其他的词来加强语气，比如，我的天、哇塞等。还有另外一个角度供参考：有些人说话用语气助词是因为自己的语言表达能力有限，找不到更合适的词语来形容。为了培养语言能力，也可以教孩子更丰富的词汇，引导用词语和成语来描述自己的心情。

孩子说谩骂性的脏话，甚至是带生殖器官的词语。如上所述，有很多孩子说脏话是为了跟风、耍酷，而并不知道脏话本身是什么意思。当孩子说出很难听的脏话时，可以问问孩子知不知道这个词是什么意思，然后告诉他，这个词在描述什么，是非常侵犯隐私、冒犯人的，说出来对方会不舒服，也不利于交朋友。

提供解决方案。不管是大人还是孩子，有些时候我们说脏话是一种情绪的发泄。如果发现孩子是为了发泄不满情绪而骂人，可以提供一些别的方法，比如画画、运动、大喊等，并且要及时理解孩子的需求，帮他排解情绪。而孩子如果是因为词汇匮乏而造成说脏话，大人则要有意识地丰富孩子的词汇量，帮助孩子更好地表达所思所感。

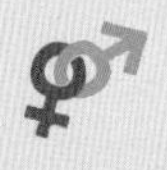

错误认知：

- 等孩子说了很多次脏话之后觉得忍无可忍再指出；
- 呵斥、打骂孩子；
- 家长自己就经常在孩子面前说脏话；
- 过分紧张，希望把孩子保护在一个听不见一句脏话的环境中。

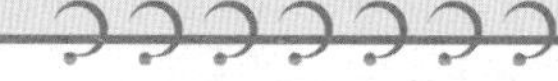

场景要点：

孩子第一次在父母面前说脏话可能是一不小心，也可能是对父母的试探。如果父母第一次严厉指正，孩子就会在说脏话方面有所收敛；如果父母没有指出，孩子可能认为父母在某种程度上接受自己这样的行为，之后再提出则已错过最好的教育时机。另外，在说脏话这事上，大人一方面要以身作则、提供解决方案；另一方面也不要指望把孩子圈养在“真空”中，不接触一句脏话，一个脏字。真实的世界孩子是早晚要面对的，父母应该教会孩子去分辨，自我塑造，而不是把孩子放进“无菌室”。

照镜子：解除相貌和身材焦虑

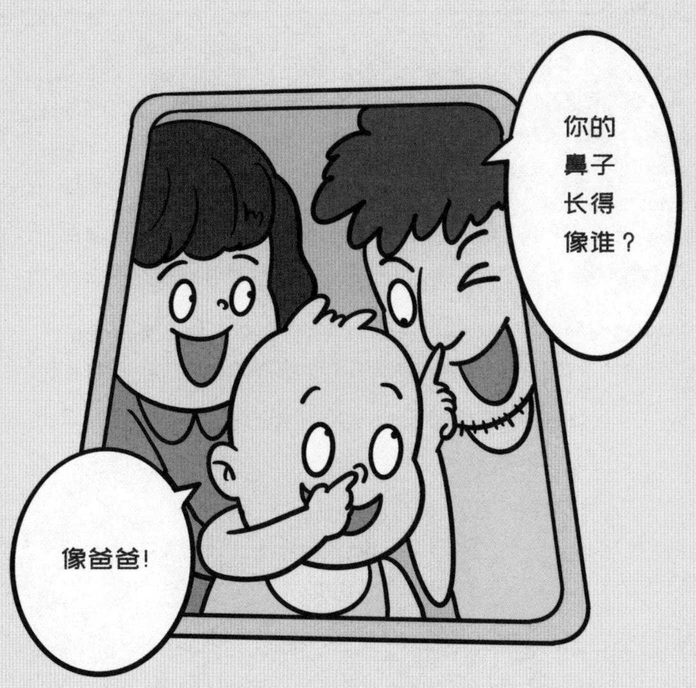

小场景大意义：

看多了电视上的帅哥美女，玩过了“完美身材”的芭比娃娃，当4～6岁的孩子在镜子里看到自己的平凡模样的时候，也许会有点焦虑：为什么我是胖胖的？为什么我的鼻子是塌塌的？为什么我这么矮？……每个人的身体和容貌都是独一无二的，我们应该积极地看到自己的身体和容貌。当发现孩子有外貌焦虑的苗头时，陪孩子一起照镜子就是一次很好的沟通机会，能帮助孩子更好地认识美，体会美的多元化，进而学会尊重自己、爱惜身体，这样长大了也更能尊重和爱惜朋友、恋人。

场景课堂：

找不同，理解外貌的含义。爸爸妈妈和孩子一起照镜子：你看，你的哪里像爸爸妈妈呀？你的鼻子和妈妈的长得一样，妈妈很骄傲我们拥有一样的鼻子。人的长相受很多因素影响，比如遗传、年龄、生活环境、健康习惯等。遗传我们无法改变，但是如果保持整洁、挑选合适的衣服、多吃有营养的食物、多读书，长相也是有可能改变的。而且随着年龄的增长，人的长相也会发生变化，比如妈妈小时候也觉得自己不好看，现在慢慢长开了，是不是也还行？

世界的多样性。如果孩子不满意自己的相貌，可以告诉他：世界上正是因为每个人长得都不一样才更丰富多彩呀，每个人都是独一无二的。小鸭子会游泳，大象有长鼻子，蝴蝶有漂亮的翅膀……如果你不长现在这个样子，那世界上就没有这个样子的人了，多可惜呀！

美的定义不是固定的。再说了，你觉得什么是好看？每个人、每个年代对好看的标准不一样，这也叫审美不同。唐朝的时候以胖为美，现在大家又追求瘦了。你也不知道等你长大了大家会喜欢什么样的长相。没准你就是最好看的了。

美不能决定一个人的价值，况且一个人的价值不是由外貌决定的。不管你长什么样，你现在在幼儿园学习认真、为班级做了贡献，同学老师不也很喜欢你吗？既然美没有标准，你的价值也不一定要通过外貌来体现，你着啥急呢？我们不如先来谈谈你们班你觉得最可爱的人都有什么特质。

错误认知：

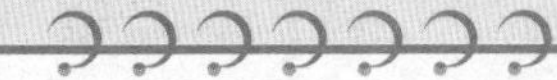

- 频繁评价自己孩子的外貌；
- 拿整容、化妆开玩笑；
- 跟孩子一起评价同班同学的外貌。

场景要点：

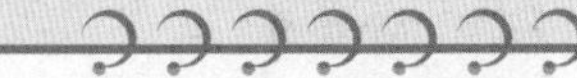

每个人的长相都结合了父母两个人的特点，这是很温馨的事情。频繁评价自己孩子或其他孩子的外貌，不论褒贬，都可能让孩子过分关注自己的外表，觉得不好的地方不被爸爸妈妈喜欢。

美是多元的，每个人的价值也是多元的。让孩子了解到这一点，有助于孩子建立对自己身体价值的自信心，让其走出攀比的旋涡，发自内心地热爱自己和这个世界。

如果一定要打：分清暴力与惩戒

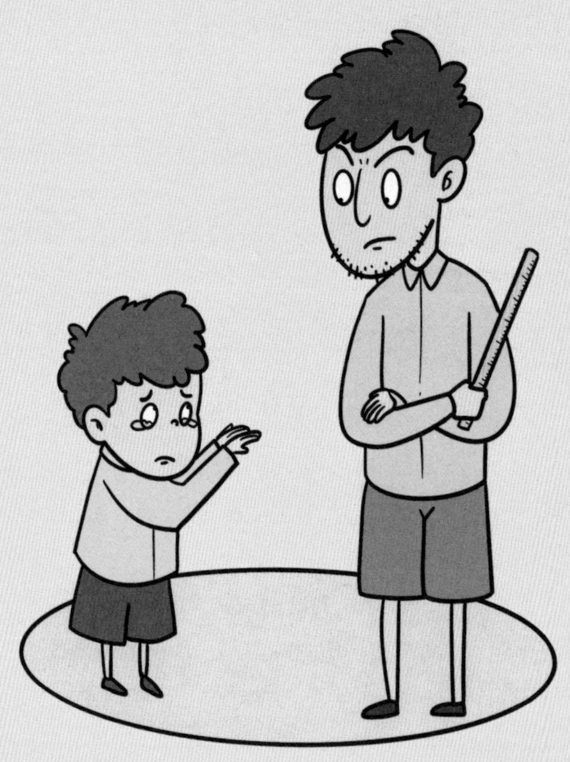

小场景大意义：

有些时候，当孩子做了什么错事，尤其是对自己或他人造成伤害的时候，父母会忍不住想要用手拍打孩子，或以其他形式惩戒孩子。事实上，当父母面对孩子的时候，父母与孩子的权力并不对等——父母高大，孩子弱小；父母有力量有工具，孩子手无寸铁还瘦小；父母掌握话语权，孩子的话常被质疑……这个时候，简单的惩戒很容易变成自上而下的暴力，并且孩子会模仿暴力。因此，让孩子分清惩罚与暴力很重要，这也是成年人同样需要学习的话题。

本场景处理得当，可以很好地避免破坏亲子关系，也避免了孩子将来迷信暴力、滥用暴力，同时也让惩戒事半功倍。

场景课堂：

事先约定与警告。对于 4 ~ 6 岁的孩子来说，什么事该做，什么事不该做应该是父母与孩子提前沟通好的，或者说，应该是父母在事发前就教育孩子的。如果父母从来没有提到过某事不该做，孩子在不知情的情况下做了，父母突如其来的怒火和惩戒会让孩子感到疑惑和恐慌。因此，父母和孩子如果约定好了某些事不能做和做了的后果，而一方违反，就可以提出警告，警告几次，就必须给予相应的惩罚。比如约定在家里不能说脏话，

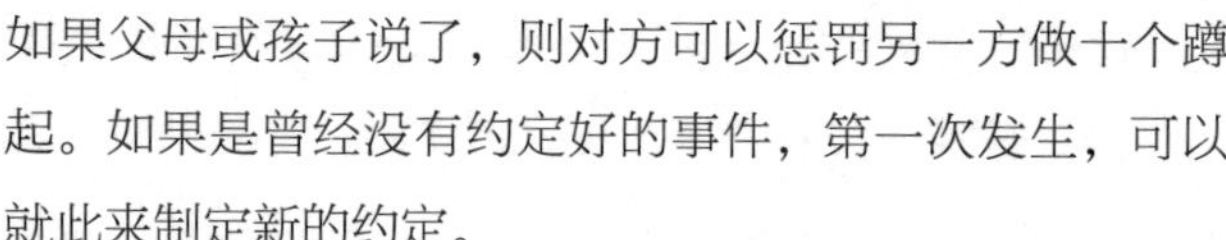

如果父母或孩子说了，则对方可以惩罚另一方做十个蹲起。如果是曾经没有约定好的事件，第一次发生，可以就此来制定新的约定。

弄清楚来龙去脉。有时候，父母对孩子的怒火来源于误会。如果事情的经过父母没看见，不清楚，则惩罚孩子前应先进行充分沟通、多方求证，确认真相后再决定是否进行惩戒，不要意气行事，委屈孩子。

惩戒不等于暴力和体罚。惩戒的方式有很多种，暴力和体罚是最不可取的，我们提倡的是权力对等的惩罚。所谓权力对等的惩罚，是对事不对人的，不管是谁，犯了同样的错误就要接受同样的惩罚。比如互打手板、做更多的家务等。如果这个惩罚措施只有父母能实施，孩子不能，比如打孩子屁股，那它就不是一个权力对等的惩罚。一切无约定无规则的，在权力不对等的前提下完成的惩罚都是暴力。

惩戒的原因。惩戒的目的是让孩子意识到自己的问题，今后不再犯同样的错误。因此要在惩戒之前说清楚，之前我们有什么样的约定，你违反了哪一条，按照我们的约定，你应该受到什么样的惩罚。

如果做出过激行为，及时道歉。如果父母在惩戒孩子的过程中不小心下手重了，或者说了脏话，伤害到了孩子，一定要及时道歉：对不起，我不应该用这样的话来伤害你，你是我最爱的人，我希望你好，但可能方式方法不对，下次我一定改进。

错误认知：

- 无约定、无规则、无预警、无说明，抄起家伙就打；
- 秋后算账。

场景要点：

提前约定、遵守契约，应是父母与孩子一以贯之的相处原则。法庭宣判之前都必须明确说明违反了哪部法律的哪条哪款，何况是惩戒自己的孩子。孩子只有分清了暴力和惩戒，惩戒才有意义，未来才不会用滥用暴力的手段去解决问题。

还要注意的是，对孩子的惩戒一定要及时。秋后算账时，孩子也记不清自己做了什么，哪儿做错了，这时再来翻旧账，效果就大打折扣了。

最后，随着孩子慢慢长大，应该逐渐让孩子自己发现问题、总结问题，学会自我修正，三省吾身。

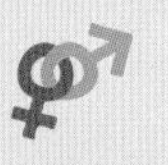

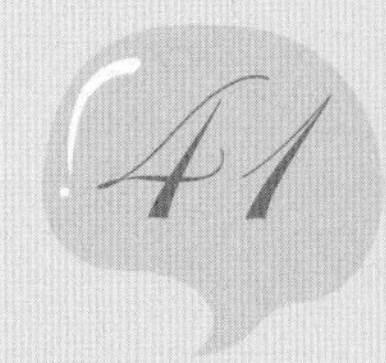

影视剧暴力镜头：换台不如一起认知

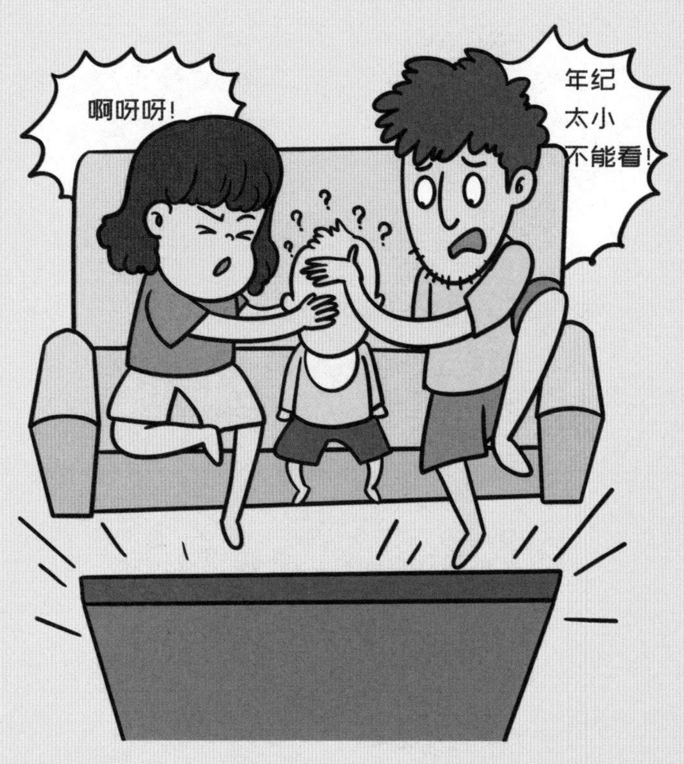

小场景大意义：

看影视作品和玩游戏时，难免会遇到暴力镜头，比如战争场面、武打场面等。一些孩子可能觉得电影中的人物打人很酷，所以去崇拜、去模仿。孩子 0 ~ 3 岁时，应尽量避免孩子看到暴力镜头，以免造成惊吓。到孩子 4 ~ 6 岁时，此类画面的接触不可避免。这时家长与其关掉电视，不如带着孩子一起结合现实来分析剧中的人物和情景，引导孩子正确认知。

场景课堂：

共同复盘。刚刚发生了什么？为什么会有暴力行为的出现（没有控制好自己的情绪、以暴制暴等）？暴力行为造成了什么后果？这样的情况在现实中会发生吗？如果遇到类似的问题，除了暴力，还有没有其他解决方式？

解释影视作品的含义。电视剧、电影都是艺术的表达方式，目的是供大家休闲娱乐、满足观众的幻想。影视作品都是人工拍摄的，不是真实发生在生活中的故事。为了让作品更刺激更好看，导演往往会在里面注入暴力、冲突来引起大家的关注。实际上在拍摄的时候，这些打斗场面都是演出来的，都有专人指导，在生活中绝对不可以模仿。

暴力的后果。电视剧中以一敌众的场景不会在现实中发生。如果真的和别人打起来了，很有可能两败俱伤。如果自己受伤了，会感受到疼痛，可能还要住院，家人也会担心。如果把别人打伤了，不但对方和家人会难过，父母也要为自己负责任，更有可能给对方造成终身阴影。此外，暴力也不利于交朋友。如果小朋友觉得你是个暴力的、脾气暴躁的人，可能会不敢靠近你，那你的朋友会越来越少。

如何解决问题。我们知道了暴力是不可取的，那么当有人欺负我们，让我们特别生气的时候，应该怎么做呢？如果是校园里来自小朋友的暴力，可以参见场景28的应对。如果是公共场所遭遇陌生人、成年人的攻击，一定要大声呼救，能跑就跑，寻求保安、警察等的帮助。事后也要找信任的人求助，比如爸爸妈妈、老师、警察等。

错误认知：

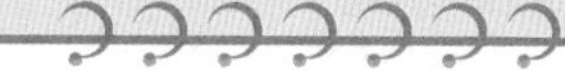

- 边看边暂停讲解，把影视剧变成“教育片”；
- 不加分辨，负面评价影视作品中的一切暴力场面。

场景要点：

暴力并不全都需要批判。比如外敌入侵时，我们的战士就不得不积极应战，保家卫国。家长要跟孩子说清楚，区别对待。

另外，父母最好等孩子看完之后，再来讲解。孩子在看影片时，所关注的方面有很多，比如美术设计（形象好不好看）、人物设定（这个人是好人坏人）、剧情（故事在讲什么，能不能看懂）。经常打断孩子观影，可能会中断他的独立思考与多维度观察的能力。如果觉得某个片段值得交流，可以等片段结束后再聊，或者等影片结束后重新浏览这个片段。

还可以借此跟孩子介绍一下各种各样的暴力，如冷暴力、背后使坏、熟人之间的暴力……这些都要让孩子知晓。

在教育孩子拒绝暴力的同时，也要给出其他可以发泄情绪、惩治坏人的方法。“授人以鱼不如授人以渔。”完善的解决系统才能长期发挥作用。

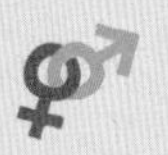

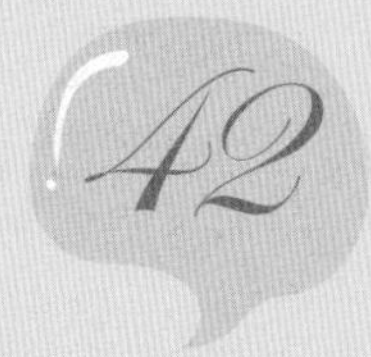

孩子沉迷游戏：堵不如疏，防不如控

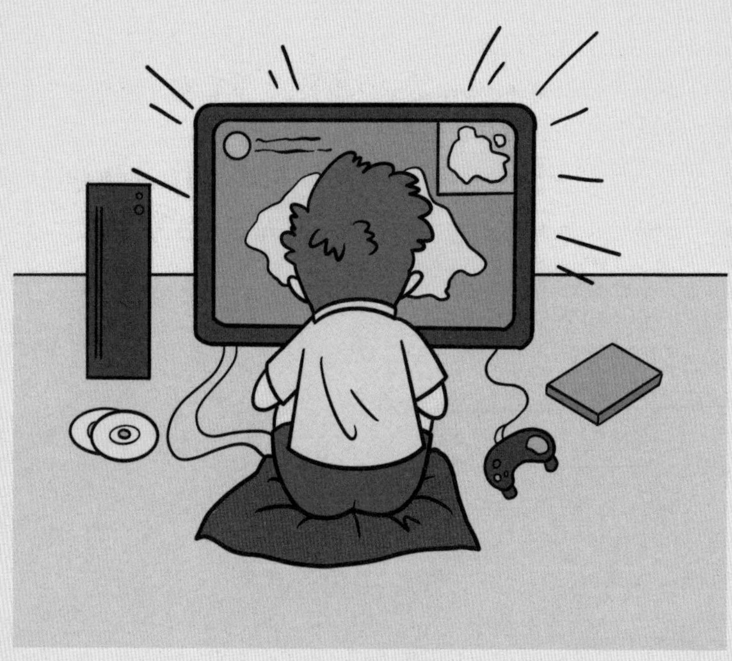

小场景大意义：

随着网络与电子产品的发展，孩子越来越容易接触到电子游戏这样的娱乐形式。即便有越来越多的游戏开始设置“青少年模式”“未成年人不得注册”等规则，还是有一些孩子沉迷游戏，导致视力下降，对生活中的其他事情失去兴趣。适当玩游戏有助于孩子放松身心，锻炼手脑反应，但如何控制游戏时间，如何理性看待游戏给自己带来的感受，如何控制自己的欲望，则需要父母的帮助。

本场景处理得当，将会为孩子解决未来的其他“沉迷”，建立宝贵的信心与指引。

场景课堂：

理解沉迷的原因。小孩子喜欢玩游戏的原因大概分为三种。第一种，没有其他事必须做，用打游戏来填补空虚和空余时间。第二种，对游戏中的即时反馈感到着迷。对一些孩子来说，学习，然后获得好成绩是一件长期的、慢反馈的事情。表现好，从而得到父母的夸奖也是个需要时间的事情。而游戏带来的即时奖赏，包括积分、奖励、特效等都让孩子感到满足和快感。第三种，游戏是孩子间的一种社交方式。如果班里的其他同学在玩某一款游戏，并且经常在班里讨论这个游戏，那么为了加入对话，变得“合群”，你家孩子可能也会去玩这个游戏。

对症下药。与孩子沟通，了解他（她）沉迷游戏的原因是第一位的，然后就是如何根据实际情况做出相应的干预。针对第一种原因，如果孩子是因为空闲时间太多才打游戏，可以通过加强陪伴、培养爱好等重新分配空闲时间。而第二种，有可能是因为孩子在生活中得到的赞赏不足引起的。父母可以试着多增加生活中的奖励和竞赛机会，让孩子更有动力去做其他事。第三种，如果孩子是为了“合群”而“逼自己玩游戏”，可以与孩子沟通关于交朋友的话题，如什么样的人在交朋友时是受欢迎的？更多是优秀、善良、乐于助人的人，而不是“硬要合群”的人。想要交到更多朋友，最好的办法是提升自己，吸引他人，而不是盲目随大流。

学习自控。让孩子放下游戏，爸爸妈妈不能去吼、去抢，好办法是跟孩子做个约定。比如先让孩子对时间建立概念，可以教孩子认钟表或对小一点的孩子用沙漏计时等，然后跟孩子一起制定他能明白的日程安排，制定之后来个有仪式感的张贴、公布并且全家统一执行。游戏时间有开始就有结束，让孩子看到时间在慢慢流逝，并为孩子预告：还有 5 分钟就不能玩了，还有 3 分钟，1 分钟……这样，孩子有了心理预期，就会自己配合做出结束的准备。孩子如果按照时间表结束了游戏，家长要给予夸赞。

理性引导。即便孩子不是沉迷游戏，而是偶尔玩游戏，父母可能也需要与孩子沟通虚拟与现实的关系：游戏之所以被创造，是为了满足人们对生活中不切实际的幻想。虚拟世界固然有趣，人总归是要回到现实来生活。虚拟世界带来的快乐是短暂的，删掉游戏可能就灰飞烟灭了，但现实中你所拥有的和放弃的可能影响你的一生。还可以用绘本、图画等，给孩子介绍眼睛是怎么近视的，让孩子对如何保护眼睛有科学的认知。

错误认知：

- 只看表面，不深挖原因；
- 全盘否定游戏的价值；
- 处理方式简单粗暴。

场景要点：

父母害怕孩子沉迷的心情可以理解，但玩游戏也反映了孩子的一些需求。了解孩子沉迷的原因，并根据深层次的问题来对症处理，才能治本。

另外，游戏不是十恶不赦的妖魔鬼怪，游戏带来的快乐、紧张、难过可以让人放松身心，游戏中的协作、挑战也会让孩子有所成长。父母在合理引导的同时，也要客观看待游戏。

绝对不让孩子碰游戏，在当下是非常难做到的事。家长应该引导孩子理性认知，自我控制，才能避免孩子沉迷游戏，荒废学业，而孩子一旦实现了对玩游戏这件人生中第一件上瘾的事进行自我克制，将来在进入青春期，接触到其他与“欲望”有关的领域时，也会拥有更好的自控力。

做危险动作显示勇敢：保护自己与他人

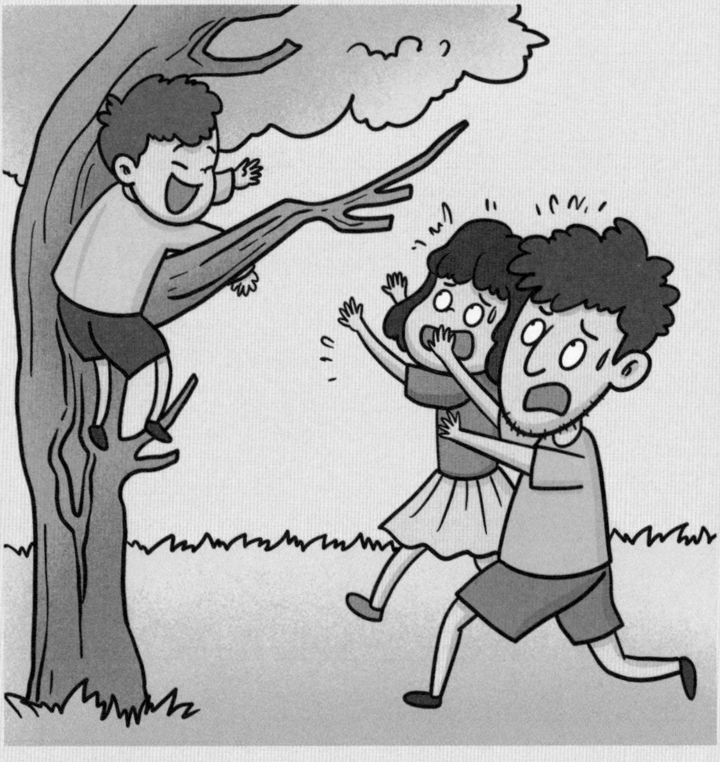

小场景大意义：

刚学走路的孩子摔倒了，摔疼了，父母会鼓励他勇敢、坚强。可到了孩子四五岁、五六岁，很多孩子就慢慢学会了逞强，甚至争强斗勇，为了向小朋友和爸爸妈妈显示自己勇敢而故意去做危险的事。这个场景经常会让家长又惊又气，可孩子却说，“我很勇敢，我不害怕！”该如何应对呢？这里就该跟这个长大了的孩子谈谈勇敢的第二层认知了。本场景对 3 ~ 6 岁的孩子学会自我保护与保护他人，具有重要意义。

场景课堂：

先检查孩子是否受伤。孩子做了危险的事，父母吓出一身冷汗，这时候会特别容易生气。不妨先深呼吸，看看孩子有没有受伤，周围其他人有没有受伤，损坏的物品程度如何。因为这种处理突发事件的先后顺序，孩子是看在眼里的。家长做好了，孩子以后也会这样做。

然后把孩子带到两人能单独相处的地方，再进行教育。千万不要在公共场所当场发飙，这样会让孩子自尊心受伤，也会带来不好的观感。大人们可以把孩子默默带回家，或某个相对安静、私密的空间，对孩子进行教育。

认知导正。每个孩子都希望自己成为勇敢的人，厉害的人，但这个年纪的孩子的认知大都还停留在“摔倒了不哭就是勇敢”的层面，会特别容易为了博取外界的夸赞而做出夸张、危险的动作。这时父母需要告诉孩子，被石头绊倒了自己爬起来是勇敢，但故意做危险的事则

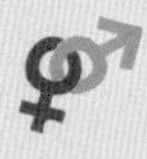

不是勇敢，而是莽撞、不负责任。因为做危险的事，可能会伤害自己，伤害别人，还可能造成更严重的后果，比如失去一条胳膊、一条腿。这样爸爸妈妈会非常伤心，非常害怕。我们只有在必要的时候才勇敢。那什么是必要的时候呢？就是意外发生的时候，遇到困难的时候，而不是自己去制造事端。爱护自己和他人的身体，保护自己和他人的安全，是勇敢的第二层意思。

错误认知：

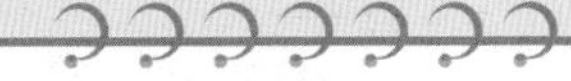

- 嘲笑、打骂、当众教训；
- 否定孩子是勇敢的。

场景要点：

不同年纪的孩子，认知水平不同，对同一个概念的理解也有不同的层次。因此家长的教育要循序渐进，利用好契机。

本场景可以与场景7的教育相呼应，作为分阶段对孩子进行安全教育的一个示例。让孩子在既往认知的基础上，进一步理解勇敢是明知前路艰险，但是依然有勇气去面对，理解勇敢是对自己和他人的保护，对责任的担当，这对将来孩子更好地处理与他人的关系，应对亲密关系中的挫折和缺憾，都有着重要的意义。

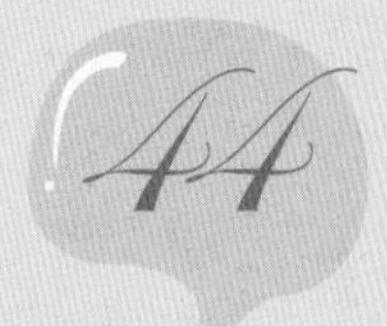

看见爸爸哭了：男子汉也可以哭

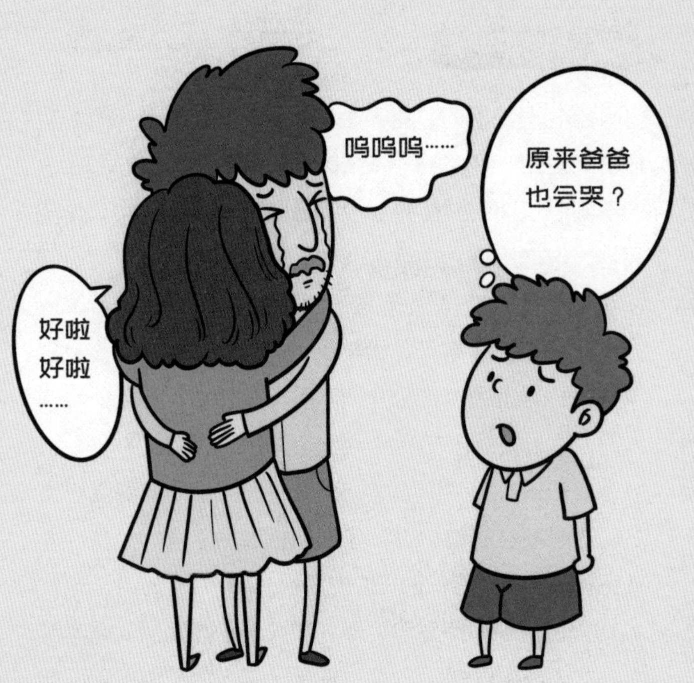

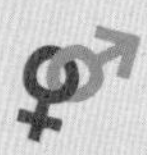

小场景大意义：

在很多人的教育观念中，总是觉得“男儿有泪不轻弹”，认为流眼泪是软弱的行为，而男孩子应该坚强，所以不能流泪。有些人不仅不让自己的儿子哭，还会在看到其他男性流泪的时候试图制止或嘲讽。事实上，哭是一种很正常的表达情绪的方式。不论是开心还是难过、气愤，哭泣可以让当事人得到短暂的放松和宣泄。认为男孩不能哭，哭是女孩的专利，是不对的，是性别刻板印象。这样不仅让男孩少了情绪宣泄的途径，也让女孩背上了“软弱”“娇气”的骂名。本场景中，需要让孩子正确认识情感表达，树立性别平等的意识。

场景课堂：

当爸爸流泪时，首先是理解和安慰。爸爸哭可能有很多种理由，开心的、无奈的、伤心的等。当妈妈和孩子看到爸爸哭时，首先要做的是安抚爸爸的情绪，比如拥抱、拍拍后背、拉着丈夫的手。这种情感的自然流露和对家人的支持，就是对孩子的良好身教。

事后给孩子解释。如果孩子对爸爸哭的原因没有感到好奇，则可以不特意强调。但可以解释：哭是一种情绪的表达，如果你有很激动的情绪也可以选择哭一会儿。但是要知道，哭不能解决问题，在哭完、心里好受一点之后还是要打起精神来，仔细分析事情本身。只有问题真正解决了，才能获得长久的放松。

提供其他情绪宣泄渠道。如果孩子频繁哭，或者试图以哭来寻求同情、安慰，甚至以哭作为威胁，则可能是因为他发现哭能够获得父母的关注，达到自己的目的。这个时候，父母可以试着与孩子沟通，让他用语言来描述自己的情绪和需求，锻炼他体会自己情绪、表达情绪的能力。此外，父母还可以提供给孩子其他情绪表达方式，比如与父母谈心、运动、画画等。

错误认知：

- 用“男儿有泪不轻弹”“男子汉要坚强”等制止男孩子哭；
- 躲藏、遮掩、呵斥，不让孩子看到爸爸哭泣；
- 对孩子看到的所有哭泣的人进行负面评价，如坚强的孩子就不哭，这么大了怎么还哭等。

场景要点：

哭不是坏事，只是一种正常的情绪表达。对所有的“哭泣”进行负面评价，会让孩子认为哭是一件不好的、羞耻的事情，从而在有情绪的时候刻意隐忍。

哭也与性别无关，每个人都可以自然地用这种方式来表达感情。为了所谓的“男子气概”而剥夺男孩子表达情绪的权利是十分残忍的，可能会对其未来的人格发展产生不利的影响。

让孩子正确认识情绪，了解处理情绪的方法，不受限于性别枷锁，有助于其未来遇到困难时的自我排解，也能更平等地看待自己和异性的关系。

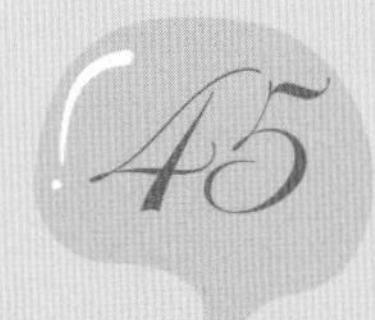

妈妈搬不动重物：力气小不等于软弱

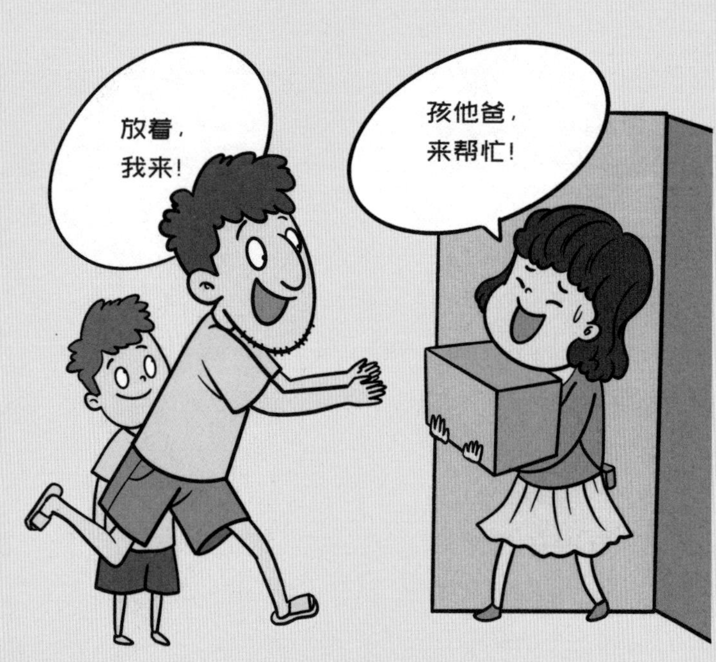

小场景大意义：

在生活中，常常会出现爸爸妈妈需要互相帮忙的地方。比如爸爸做饭的时候，妈妈在旁边帮忙切菜；妈妈提不起米袋子的时候，爸爸凑上去帮忙。需要别人的帮忙并不代表自己的能力不足，力量小也不代表软弱。家庭成员之间、朋友之间都需要互相支持。科学地认识“求助”这件事，懂得评估自己、寻求帮助，对孩子将来收获和经营健康的友情、爱情、事业，应对生活中的困难，都有着积极的意义。

场景课堂：

女性并不等于力气小。妈妈的力气可能确实比爸爸小，但这不代表所有的女性都不如男性有劲，比如女举重运动员、女拳击手，她们的力气就比爸爸大。

力气大小，只是差异，没有优劣，也不代表能力大小。科学家也许力气小，但科学家的发明创造可以改变世界；艺术家也许力气小，但艺术家的作品可以鼓舞人、感动人。

请求帮助是一件好事。因为每个人都可以利用自己的优势做自己擅长的事情，当遇到不擅长的事情，礼貌地请别人帮忙是正当的，聪明的，事半功倍的做法。只有互相合作、互相支持才能更高效地完成工作。

别人不需要帮忙时，不要硬帮。我们发现其他小朋友需要帮助，我们也可以上前关心、帮忙，这样可以增进朋友之间的友谊。但有些时候，有人不喜欢别人总是帮助自己，更愿意自己完成自己的事情。这样的情况我们也要尊重，不要违背别人的意愿，硬要去帮。如果不确定，可以先去问问对方是否需要帮忙。

错误认知：

- 对需要帮助的一方冷嘲热讽；
- 强调性别偏见，当着孩子说“女人真是太弱了”“男人就是粗枝大叶”之类的话。

场景要点：

家人之间应该互相支持，不要开带有性别偏见的玩笑。比如有些妈妈老说男人都是“大猪蹄子”，没心没肺，做不好家务……有的爸爸老说女人都败家、娇气唠叨……长此以往，孩子会潜移默化地用性别刻板印象去评判他人，评判自己。

家人需要对方帮助时，也要给孩子做好榜样：如何寻求帮助，如何回应诉求，如何伸出援手，最后如何致谢。这些孩子都会看在眼里，记在心里。

看到残障人士：同理心的正确输出

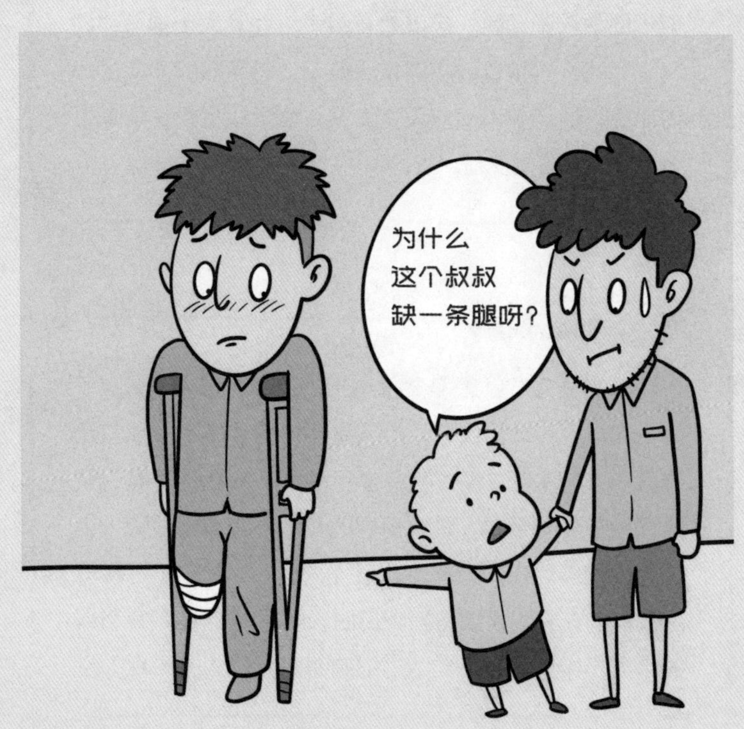

小场景大意义：

我们生活的社会中有一些特殊的人，他们因为先天或后天的原因在身体功能上有一些缺憾或障碍。切记，需要称呼的话，“残障人士”比“残疾人”一词更妥帖。残疾是医疗用语，强调“受了损伤”的状态，而残障一词，更偏向于这类人群在社会中感受到的客观障碍。父母在教育中也应该用更包容性的词汇。

生活中，当孩子第一次看到残障人士，可能会提出各种各样的问题或者直接做出各种反应。那么，该如何向孩子解释残障人士呢？看到街上的残障人士行动不便，要不要教孩子帮忙？应该教育孩子对残障人士抱有“同情心”吗？本场景的小课堂学好了，将会对培养孩子的同理心、提高个人素质大有裨益，也会让孩子在未来更容易收获健康的友情、爱情。

场景课堂：

科普做在先。很多父母遇到过的尴尬场景是，孩子第一次见到身体伤疾者，抬头就问：“为什么这个叔叔没有腿呀？”这个时候，解释也不是，不解释也不是，只能把孩子匆匆带走。其实更好的做法是在遇到残障人士之前，就借用公共设施、动画片、绘本等向孩子讲解特殊人群的存在。比如看到盲道时，解释：“这种带有凸起的路，叫作盲道，是专门为眼睛看不见的人——盲人设计的。盲人可能天生眼睛就看不见，也可能由于后天生病和受伤导致。有了盲道，他们就可以借助脚下或者拐杖的触感来判断路在哪儿，哪里该转弯和过马路。如果在大街上看到有人拿着一根拐杖在地上一边探路一边走，你一定不要挡住盲道，不然会给他增添很多麻烦。”这样孩子在见到视障人士时就不会感到疑惑了。

尊重并非同情。有些父母给孩子的教育是：一定要同情、帮助残障人士。但实际上，更多残障人士所期待的是“无差别对待”，而不是特殊的眼光和照顾。所以父母要做的是让孩子知道，这个人除了身体残缺外与我们完全没有差别，我们应该像对待其他人一样尊重他。如果想要去帮助残障人士，润物细无声是最好的方式。比如在公共场合看到坐轮椅的人，可以主动让出道路、小声提醒周围的人不要堵住无障碍通道，而不要直接去帮忙，更不能未经同意就上去帮他推轮椅，或大喊：“大家让一下，后面有残疾人！”这样会让对方不舒服。

培养同理心。再次强调，同理不是同情。同理是“换位思考”，即站在别人的角度理解事物。比如可以问孩子：如果你失去双腿会有什么感受？如果你不幸失去双腿，前面是个高高的台阶，你愿意别人对你指指点点，在背后盯着你，嘲笑你，还是希望别人微笑着鼓励你，并且询问你需不需要帮助？说别人“可怜”，对别人也是一种伤害。

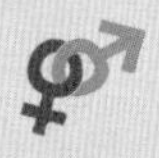

错误认知：

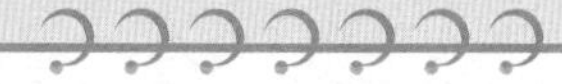

- 用歧视性词语描述残障人士，如瘸子、瞎子、傻子、聋子等；
- 用残障来骂人、开玩笑。

场景要点：

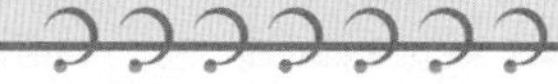

提前向孩子科普，并且在教育过程中一定要保持价值中立，使用更科学的词语。此外，父母也应该注意在日常生活中避免把残障相关的玩笑和词语挂在嘴边，比如当一个人找不到东西的时候，说他“是不是瞎了”等。

同理不是同情。这个道理不仅是在面对残障人士的时候适用，在面对一切他人的困难和倾诉时同样适用。学会同理，对孩子未来在处理友情、爱情、工作关系上都有帮助。

主妇妈妈和董事长妈妈：尊重选择，学会珍惜

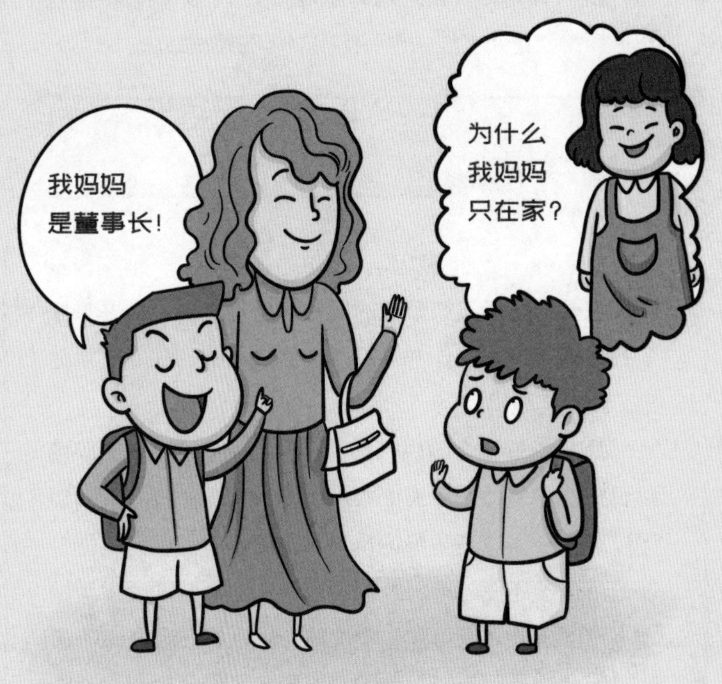

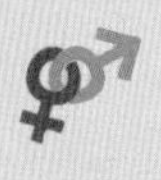

小场景大意义：

在生完孩子后，有些妈妈会选择立刻重回职场，也有些妈妈会选择在家全职带一段时间孩子，还有的妈妈则为了兼顾家庭而不得不换一份离家近而收入却大不如前的工作。随着孩子慢慢长大，与同伴在一起玩的时候难免会开始比较各自的玩具、零食、旅游经历，妈妈们集体参加幼儿园亲子活动，也会自然而然地对比自己妈妈和其他妈妈的穿着打扮。生活中遇到了本场景，与其让孩子悄悄琢磨，思维跑偏，不如好好利用这个契机，引导孩子理解和尊重不同妈妈的选择，树立正确的价值观。

另外，本场景是用妈妈作为例子，但如果家中是爸爸担任主要育儿工作，也可使用同样的处理办法。

场景课堂：

告诉孩子什么是工作。可以告诉孩子，一种工作是职场工作，是通过劳动和时间做有益社会的事，并且挣到钱。还有一种工作，是没办法挣到钱的，却非常重要的，就是全职妈妈。

职场妈妈和全职妈妈都有自己的烦恼和快乐。职场妈妈挣钱多一些，每天穿衣服、化妆都漂漂亮亮的，还可以给孩子买更多更好的玩具、衣服、零食，但可能会很忙，孩子还没起床时她已经上班去了，孩子睡觉了她才下班回家，周末可能也要加班，搞不好还会在孩子最期盼的寒假暑假出差；全职妈妈呢，工作上暂时没有收人，所以花钱要省着花，不能给孩子买那么多好吃的好玩的，可能也不会每天打扮得那么精致，但她们的工作同样辛苦，要买菜、做饭、洗衣服、收拾房间、接送孩子上幼儿园……不过，全职妈妈却有更多的时间陪孩子，一起玩，一起学习，一起睡觉，还会讲幸福的睡前故事，周末去逛公园！

没有哪种妈妈完美无缺，或更胜一筹，因此我们都要感谢妈妈的爱和付出，也要尊重和理解妈妈的选择。

另外，世界上并不只有全职妈妈，也有全职爸爸。爸爸妈妈可以根据不同的现实情况，自由地选择在家全职照顾家庭或在职场打拼。工作和性别，都没有高低之分。不管在家还是在职场，父母都有着自己的原因，都在为了家的美好生活而努力。我们小朋友都应该珍惜、热爱自己的家庭，不用羡慕别人。

错误认知：

- 给孩子扣上不知感恩的大帽子；
- 贬低其他孩子的妈妈。

场景要点：

学龄前的孩子其实还不太会进行真正意义上的攀比，他们只是注意到了妈妈们的不同，忍不住琢磨原因并希望和别人一样。因此父母不要听风就是雨，给孩子扣上攀比的帽子，也不用非得让孩子相信自己妈妈比别人的妈妈强。本场景教育的核心，应是让孩子理解生活方式平等、工作平等，尊重选择自由，学会珍惜和感恩。

父母在孩子面前要互相夸赞，而非只夸奖挣钱的一方。长期不夸妈妈，孩子可能会认为妈妈微不足道，妈妈的付出是理所应当的。爸爸妈妈互相夸赞可以让孩子对父母的社会分工有更清晰的认识，知道父母同样有价值。同时，也不要过分褒奖自己家的妈妈（无论是职场妈妈还是全职妈妈）。过度赞扬反而会带来心理压力，给人以“必须留在家里才能继续伟大”（或“必须继续挣钱才能继续伟大”）的被绑架感。我们应该支持所有女性自由地做出让自己满意的决定，不论她选择职场还是家庭。这种尊重，是尊重选择的权利，而不是尊重选择的结果。学会了这一点，孩子长大后会更有同理心和包容心。

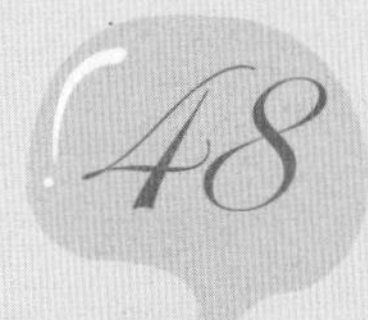

一起翻看家庭相册：平等看待不同的家庭

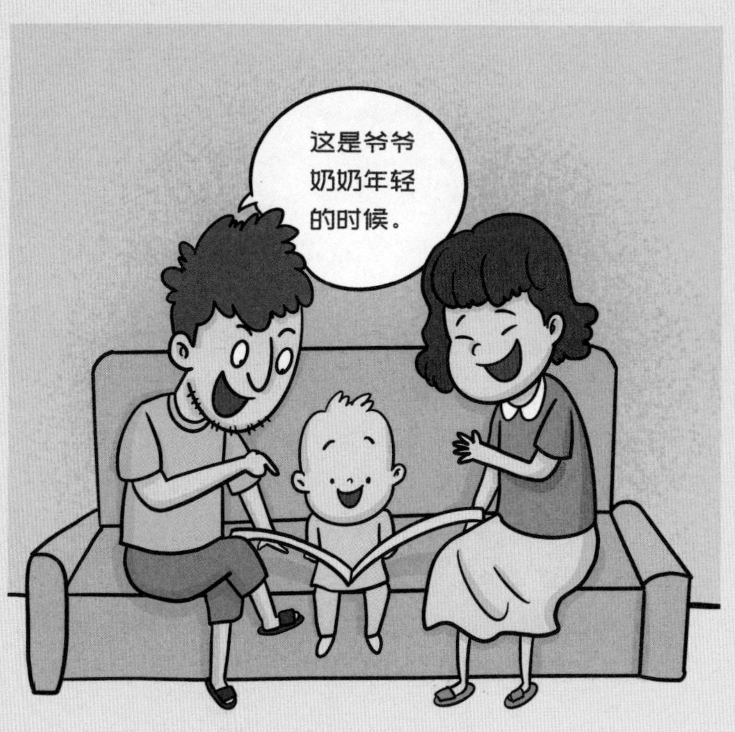

小场景大意义：

每个家庭都有自己的家庭影集、相册。这是历史的记录，也是几代家庭成员爱的见证。翻看家庭相册可以帮助孩子在场景里了解家庭的不同形式。了解不同的家庭有助于孩子认识不同人之间的关系，并且意识到家庭这个概念的多样性，让孩子对他人更加包容，更能平等友好地对待未来遇到的来自不同家庭背景的朋友。

场景课堂：

大家庭 / 小家庭。爷爷奶奶（姥姥姥爷）小时候，生活在大家庭，有很多兄弟姐妹；爸爸妈妈小时候，就是一家三口（或一家几口）……别人的家庭也是一样。有的小朋友和爸爸妈妈爷爷奶奶一起住，有的家庭只有一家三口，这是每个家庭的不同。有些亲人去世了，但大家还爱着他们。

离异家庭。有的家庭里只有小朋友和爸爸或者小朋友和妈妈，爸爸妈妈不一起住，但他们都爱着孩子。

重组家庭。有的家庭爸爸妈妈是重新组成的家。他们带着自己原来的孩子组成了现在的家，过着幸福的生活。

丁克家庭。有的家庭有孩子，有的家庭没有，这是每个家庭自己的选择。

领养家庭。有些家庭没有自己的孩子，但是领养了一个孩子，他们生活得也很温馨。

错误认知：

- 污名化离异家庭。用“妈妈不要这个孩子了”等语言描述离异家庭中的孩子；
- 随意评价其他家庭，强调离异家庭、重组家庭、领养家庭对孩子的不良影响；
- 有意无意地对孩子说“要不是因为你，我们早就离婚了”之类的话。

场景要点：

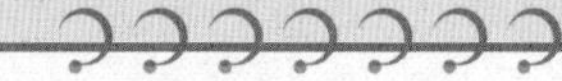

家庭是一种关系，家庭的组成因为情况不同而形式不同，但个个平等。不管什么形式的家庭，都可以很温暖，都可以培养出优秀的孩子。对不同于自己家庭形式的其他家庭进行好坏评价、价值评价，孩子以后说不定会转述给当事人听，对他人造成伤害之余，也让自己孩子产生错误认知。

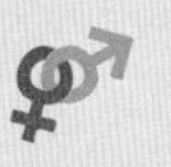

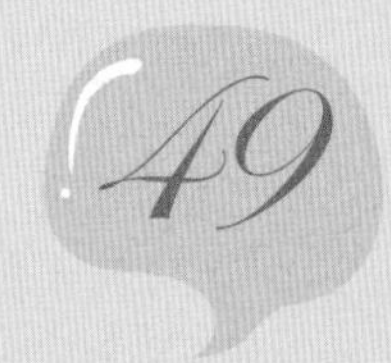

看见爸爸妈妈吵架了：孩子需要弄清楚很多事

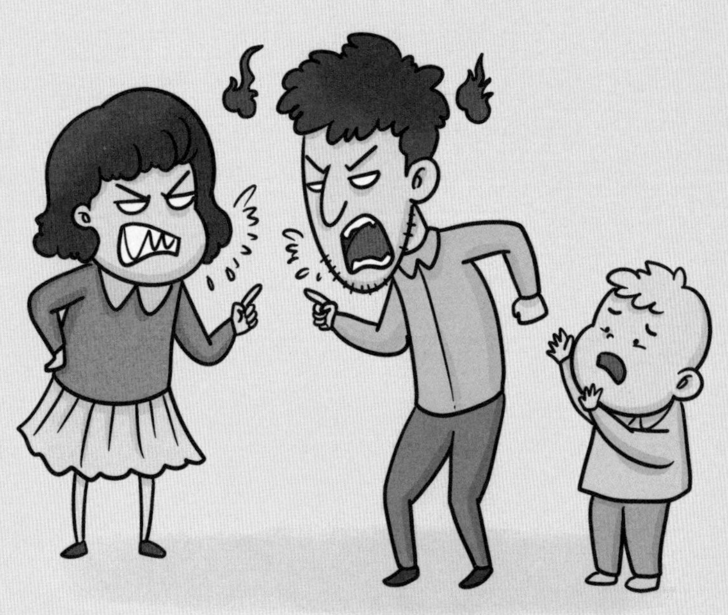

小场景大意义：

几乎没有从不吵架的家庭。孩子看见爸爸妈妈吵架在所难免。当孩子了解到的信息不足，只看到父母大声争吵时，会产生焦虑、担心的心理，还可能对父母的关系胡思乱想。本场景中，如何向孩子解释父母的关系和争吵这件事，如何帮他排解情绪，是父母需要花心思讨论的话题，处理得当，将帮助孩子在未来的亲密关系中更能理解他人，修正自己，也更容易收获美好的友谊与恋情。

场景课堂：

孩子有知情权。孩子也是家庭中的一部分，不要因为他的年龄小，就向他隐瞒家里发生的一切。很多案例证明，家庭环境的好坏，以及父母对孩子的坦诚程度会影响孩子的自尊心和对家庭的依恋程度。适当对孩子透露家中发生的大事和父母之间的争执点，会让孩子更有安全感，也对家庭更有归属感。

询问孩子的感受。孩子有可能在看到爸爸妈妈争吵时感到害怕。在吵架后及时与孩子沟通，与他交流感受十分重要。该道歉时真诚道歉，该拥抱时给孩子一个温暖的拥抱。真诚地与孩子分享成年人的情感，表达对孩子的理解和关怀，是必不可少的增进家庭感情的方式。

吵架不提倡，但确实是一种情绪表达。父母在吵架后可以与孩子沟通：爸爸妈妈吵架是因为在某一件事上有不一样的看法，只是脾气急了点，并不是我们不爱对方了，请你放心。吵架是人际交往中不可避免的事件，它有时是一种情绪宣泄。我们会尽快把问题解决好，今后会尽量更平和地沟通。爸爸妈妈吓着你了，对不起！

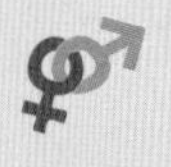

错误认知：

- 父母把矛盾和怒火转移到孩子身上；
- 逼孩子站队，评判谁有理；
- 事后不作任何处理，假装什么都没发生；
- 为了不吓着孩子，夫妻忍着、憋着永不争吵，或有一方永远让步。

场景要点：

无论什么原因引起的争吵，一定要反复提醒自己就事论事，不逼人站队，不上纲上线，更不要往前追溯十几年，再往后展望十几年，甚至恶语相向，最后弄得事情解决不了，心碎了一地。

父母如何讨论问题、解决问题，如何关怀他人、做出妥协、达成一致，这些都会慢慢内化成孩子未来对人对事的方式。所以为人父母，一定要对自己的言行有反省和克制。但同时也要允许自己作为有血有肉的普通人，不要回避争吵和负面情绪，正确的做法是把孩子当成真正的家庭成员来面对和沟通。这样有利于孩子对家庭成员建立信任和依赖，从家庭中学习人和人的相处之道。

给大孩子读童话：让观念与时俱进

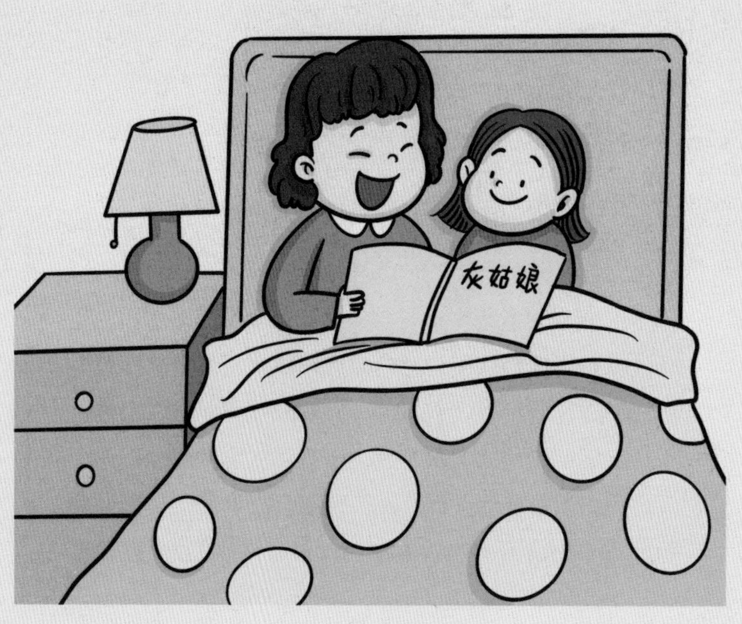

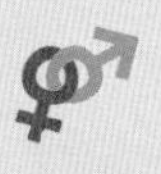

小场景大意义：

许多经典童话故事都是以"王子和公主过上了幸福的生活"结尾。具体桥段包括王子拯救公主（如《白雪公主》）、王子改变了女孩的命运（如《灰姑娘》）等，总之都是以王子作为救世主的、主要的形象，以恋爱、金钱作为美好生活的主要方向。尽管已经很多人意识到了某些经典童话故事中蕴含的性别不平等与不合时宜的价值观，孩子在看到这些故事的时候可能还是对王子与公主的故事心生向往。父母的积极引导在此刻显得尤为必要。

场景课堂：

询问孩子的感受。对0～3岁的孩子，父母的讲述更重要。而对4～6岁的孩子，父母在说出自己的想法前，不如问问孩子是怎么想的：你喜欢这个故事吗？最喜欢故事的哪个部分？你希望自己是哪个人物？为什么？……了解孩子的所看所想，才能更精准地引导孩子，帮助孩子树立与时代相符的、多元的价值观。

批判性地看故事。与孩子交流完阅读感受之后，还可以批判性地与孩子一起分析这篇故事：这个故事有哪里写得好？要是可以改情节，你想改哪里？……引导孩子从宏观结构和微观细节上，多方面多角度地分析一个故事，比如心理活动描写是否精准，故事情节是否合理等。拿《灰姑娘》的故事举例，它写得好的地方很多，但是,《灰姑娘》是不是也让人感觉到女孩子们对王子的竞争呢？在故事的世界里，好像每个女孩都想和王子结婚，只有和王子结婚才能获得幸福。真的是这样吗？我们生活的世界，有什么不一样？在真实的世界里，不管是男孩还是女孩，获得幸福的方式都十分多样。比如很多男孩女孩都是普通人，没那么多钱，可能只是自己一个人生活，但是做着自己喜欢的工作，一样很快乐，很自由；又比如一个女孩，不管是不是和别人生活在一起，也能从自己的工作、爱好中获得幸福。所以，我们不一定要把美好生活建立在其他人或某个人身上，靠自己的力量就能幸福起来。

另外，很多重组家庭也过着非常幸福的生活，但孩子在看了《灰姑娘》等故事之后，对“后妈”之类的角色深恶痛绝，容易将这种情绪带入生活中。这是父母在陪伴阅读时需要引导的。

错误认知：

- 家长一味赞同或否定童话故事；
- 过分带入故事形象，忽视现实生活中的多样性。

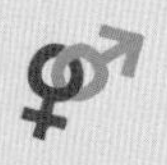

场景要点：

有些童话故事大人和孩子看到的视角可能完全不同。孩子们接触童话后，需要时间想象、吸收、消化，最好是等孩子对故事充分熟悉之后再来做深度思考引导，而不要上来就对着故事中的问题一通反驳，这可能破坏孩子的沉浸感和美好体验。

批判性阅读是批判性思考的环节之一。从小养成独立思考的习惯，辩证地看待问题，未来则能更客观、理性地分析环境和自己身上的问题。这样的孩子长大后会更平和、更冷静，也会更加善于换位思考，理解他人，不易走极端。而对经典童话故事进行批判性的吸收，也能帮助孩子更好地建立价值观，树立平等的性别观。

后记

在写本书的时候我有两个身份。我一边在北师大儿童性教育课题组做研究助理，主要工作是“研究学生需要什么”；一边在各平台做性教育博主，经常能收到家长和年轻人告诉我“他们需要怎样的帮助”。这是个很玄妙的视角，因为站在我的位置上，可以清楚地看到我所做的事是否能帮助到我想帮的人。这中间有一些重合的地方，比如学术组织研发的性教育材料足够严谨和科学，可以在长期课程下满足孩子的几乎所有性教育需求。但也有一些未能解决的问题，比如教材不能缓解家长们在谈性时的尴尬和焦虑。因此孩子“自学”了性教育之后家长还是避而不谈，这样的性教育效果实在有限。再比如，多数孩子其实根本没有机会在学校接触系统的性教育课程，也没有机会接触到我们设计的性教育相关材料。如果这个时候家庭没有承担起性教育的责任和义务，那么孩子又会重蹈覆辙，再次成为“没有性教育的一代”。

我承认，当初出版社编辑联系到我的时候，我是犹豫的。我深知自己学识和经验上的局限性，我害怕“说话的风险”。最终我决定踏出这一步的原因是编辑跟我说：“我想为我的孩子进行性教育，但我找不到任何兼具理论与实践指导的资料告诉我怎么做。我们需要这本书。”这太糟糕了，这完全就是十几年前我妈说过的话，以及几十年前我姥姥可能也说过的话。我不想再劝她们等下去，所以我决定试试。我知道我仍然面临着 50% 的风险，但这同时也意味着我有 50% 的可能性让更多人知道性教育是什么，知道在家庭中我们可以如何坦然地、准确地开展性教育。

除了写这本书之外，我还在 2021 年年底创办了塔池 Touch Space 性教育空间。我们希望通过体验式工作坊、家庭性教育工具包等方式，切实地帮助一个个家庭开展性教育，并陪伴和我们一样曾对性感到迷茫困惑的年轻人进行自我疗愈。欢迎在全平台搜索“塔池 Touch Space”关注我们。这是一条没有人走过的路，感恩你们与我同行。

最后的最后，请允许我在此特别感谢中国人口出版社和北京师范大学儿童性教育课题组的负责人刘文利教授。是您的支持和鼓励伴随我走到今天，也让本书如期与大家见面。

祝所有读者万事胜意！

他塔拉

2021 年 12 月